ERAY HACIO

ŞİFA

HASTALIKLARIN
DUYGUSAL SEBEPLERİ

Hayykitap - 977
Hayat Güzeldir - 108

Şifa
Eray Hacıosmanoğlu

Hayykitap Genel Yayın Yönetmeni: Rauf Baysal
Sağlık Yayın Yönetmeni: Nihal Doğan
Redaksiyon: Belgin Sunal
Kapak Tasarımı: Eray Hacıosmanoğlu
Sayfa Tasarımı: Turgut Kasay

ISBN: 978-625-7479-97-4
Hayykitap'tan önceki baskılar: 11.000 adet
Hayykitap 2. Baskı, İstanbul, Eylül 2022
Hayykitap 3. Baskı, İstanbul, Şubat 2023
Baskı: Yıkılmazlar Basım Yay.
Prom. ve Kağıt San. Tic. Ltd. Şti.
15 Temmuz Mah. Gülbahar Cad. No: 62/B
Güneşli - İstanbul
Sertifika No: 45464
Tel: 0212 630 64 73

Hayykitap
Anadolu Hisarı Mah. Sine Sk. No: 45/1
Beykoz 34810 İstanbul
Tel: 0212 352 00 50 Faks: 0212 352 00 51
info@hayykitap.com
www.hayykitap.com
facebook.com/hayykitap
twitter.com/hayykitap
instagram.com/hayykitap
Sertifika No: 12408

PSİKOSANAT KİMDİR?

Psikosanat benim tasarladığım ve uzun yıllardır üzerinde çalışıp didindiğimiz, insanlığa fayda sağlama amacı olan nadir bir projedir. Kökeni sanata dayanıyor olsa da akıl dolu bir dili psikolojiyle sentezleyerek seanslardan kitaplara, ekranlardan zihinlere kadar her alana yansıtmaya çalışmaktayız.

Psikosanat, zaman içinde kendi evrimini dönüştürerek Devlete bağlı resmi bir Psikolojik Danışma Merkezi haline gelmiştir. Bu sayede ruh sağlığı alanında tam yetkili nadir merkezlerden biri olmuştur. Burası bir Psikolojik Danışma Merkezi olmasının yanında toplumun kendi değerleriyle buluşturmayı amaçlayan, sosyolojik meseleleri öz değerler üzerinden analiz eden, hem yazan hem de uygulayan bir ortamdır. Bir yanımız kitap ve ekranlar ile dışarıya açıkken diğer yanımız da Zeynep Dizmen gibi çok kıymetli uzmanlarımız ile şifaya da aracıdır. Eserlerimiz şimdilik 'Bir Annenin Doğuşu', sonrasında 'Hastalıkların Duygusal Sebepleri' ŞİFA, 'Geçmişin Travmalarından Kurtulmak ÖZE DÖNÜŞ' ve son olarak ta tek dünya sapkınlığıyla insanın sosyal ve psikolojik yapısının nasıl yerle bir edildiğini gösterdiğimiz 'MAHFUZ kitabıdır.

Psikosanat olarak merkezimiz, toplumun en önemli yapıtaşı olan Aileye ve bununla birlikte bireylere Psikolojik Danışmanlık hizmeti, kitaplar, seminerler, eğitimler, kamplar ve hatta programlar hazırlamaktayız.

Eray Hacıosmanoğlu

Aile Danışmanı - Araştırmacı Yazar

www.psikosanat.com.tr

SUNUM

Yirmi seneyi aşkın bir zamandır ruh, zihin ve beden üzerine çalışıyorum. Binlerce insanla tanıştım. Dahili ya da harici tıp uzmanlarının yönlendirdiği birçok hasta gördüm. "Peki bunca zaman sonunda neyi bildin?" diye sorarsanız şunu söyleyebilirim: Hâlâ gizemli bir ormanda yürümeye çalıştığımı bildim. Bu ormanda yürürken kaplan sandığımın tavşana, yılan sandığımın güvercine dönüşebildiğini bildim. Öyle bir alan ki, "şudur," dediğiniz bile bir zaman sonra başka bir renge, kokuya, şekle bürünebiliyor.

Zihin, beden ve ruha baktığımızda şaşırtıcı bir üçgenle baş başa kalıyoruz. Bu üç kafadar, sürekli bir etkileşim halinde olan bir sistemin temel parçası. Kendi içinde ve dışında gelişen bu dinamik süreçten çoğu insanın haberi bile olmuyor. Gördüklerimizin ve yaşadıklarımızın tamamını bildiğimizi zannetme yanılgısı içinde yaşıyoruz.

Son dönemlerde gerek psikiyatri gerekse psikoloji alanında beden olgusuna doğru bir yönelim var. Beden hafızası en eski ve en ilkel hafıza. Her şeyi biliyor, aynı duyguyla karşılaşınca aynı tepkiyi veriyor. Ruhu en iyi beden tanıyor. Beden alarma geçip sorunu ne kadar göstermeye çalışsa da eğer zihin bunu fark etmezse kişinin yapabileceği bir şey yok.

İşte bu kitap burada devreye giriyor. Zihnimize, Sait Faik Abasıyanık'ın deyişiyle "Hişt, hişt" diyor. Okuru bilgi gökkuşağında gezdirmek için kapı eşiğine geçmiş, bize sesleniyor.

"Zihnimizi devreye sokup bilinçlenmeye ve görmeye başladığımızda yumak olmuş beden-ruh ilişkisinin sarmalı çözülebilir," diyor. Üstelik bunu bilimsel ve tıbbi verilerle gösteriyor. Epigenetik araştırmalardan plasebo etkisine, sevgisizliğin ve stresin beden üzerindeki etkilerinden olası tıbbi sonuçlara kadar —hem de baştan ayağa bütün beden rahatsızlıklarını bilimsel bir çerçevede tarayarak— birçok konu var kitapta. Bu konular tıbbi kanıtlara, hasta verilerine dayanmakla birlikte okuru sıkmadan, adeta bir çay sohbetinde konuşur gibi akıcı ve içten anlatılmış.

Zeynep Dizmen ile iki sene boyunca aynı kurumda eğitim aldığımdan dolayı buna şaşırdığımı söyleyemem. Zeynep, içi gülen kara gözleriyle dersi pürdikkat dinler, not alırdı. Samimi, yalın ve mütevazı duruşuyla hepimizin sevgisini kısa zamanda kazanmıştı.

Eray Bey'le beraber gece gündüz çalışıp alın ve zihin teri dökerek hazırladıkları bu bilimsel ama bir o kadar da insani, mucizelerle dolu şöleni izleyin derim. Bu güzel ekibin kalp atışları her satırda kendini gösteriyor.

Şöleni ön gösterimde seyretme mutluluğunu bulmuş, bir de üstüne takdim yazısı yazma onuruna erişmiş biri olarak kendimi şanslı buluyorum.

Demet Danki Erken

Psikiyatrist - Psikoterapist - Yazar

ÖNSÖZ
İNSANLIK İÇİN KÜÇÜK,
BİZİM İÇİN BÜYÜK BİR ADIM

Hepimiz milyonlarca yıldır dönüp duran dünyamıza kısa bir süre için misafirliğe geldik. "Geçerken şöyle bir uğrayıverdim efendim," diye evimize gelen ve bir kahve içen komşu teyzenin geçirdiği süre kadar bile etmiyor ömrümüz. Ne kadar da kısa öyle değil mi? Bu kısacık zamanı duygusal ya da fiziksel, hasta olarak geçirmeyi kim ister? Hele ki nedenlerini hasta olmadan görebiliyorken...

Size bir müjde vermek istiyorum: Hasta olmadan önce ruhunuzu, sonra da duygudan kaynaklı olası hastalıkları tedavi edebilirsiniz! Henüz hasta olmadan, hastalıkların duygusal hikâyeleriyle tanışmaya hazır mısınız?

Bu yolculukta neler yapabileceğimizi öğrenirken duygular ile hastalıkların, ruh-beden-zihin üçgeninin birbiriyle olan muhteşem bağına birlikte hayret edeceğiz. Duyguların kötü etkilerinin fark edilmediği takdirde nasıl hastalığa döndüğüne, hastalıkların duygusal nedenlerine birlikte ışık tutacağız. Hatta o kadar ileri gideceğiz ki, bırakın anne karnındaki hayatımızın günümüze uzanan etkilerini, atalarımıza uzanan bir aktarım öyküsüne de birlikte bakacağız. İnanç ve sevgi gibi gözle görülmeyen ama insan hayatını ötelere taşıyan mucizelerin hem ruh hem de beden sağlığını nasıl yeniden inşa edebildiğine şahit olacağız.

İyileşmek, daha da önemlisi hiç hastalık yüzü görmemek için kendi değişimimizi tesis etmeyi öğreneceğiz bu kitapla. Bu değişim için önümüzde hiçbir engel yok. Tabii kendimizi saymazsak...

Bütün bu sistemi bilerek hayata baktığımızda, duygusal sebeplere bağlı hastalıkların bile önüne geçebilme ihtimalimize odaklanırken, hangi çıkmaz ruh hallerinin insanoğlunu ne gibi tehlikelere sürüklediğine şahit olacağız. Çözüm yollarını ve umut kapılarını aralayıp yüzümüze koca bir gülümseme kondurabiliriz...

İçinde bulunduğunuz durum bir hastalığa dönüşmüş olsa bile, altında yatan olası duygusal nedenleri gözler önüne sererken iyileşmenin ilk adımını birlikte atmış olacağız. Bu kitaptaki amacımız sadece duygusal nedenlerden ötürü fiziksel bir hastalığa yakalanmamızı engellemek değil, aynı zamanda ruh sağlığımızın önemine de vurgu yapmak...

"Nasıl olsa yapar" diye testiyi kırmadan önce çocuğu şamarlayan Nasrettin Hoca ne kadar haklıdır bilmiyoruz, ancak burada biz de en az onun kadar temkinliyiz. Hasta olduktan sonra değil, hasta olmadan önce alıyoruz önlemimizi. Hastalıkların duygusal sebeplerini araştırıyoruz ve sizin de hasta olmadan, bedeniniz ve ruhunuz üzerinde farkındalık sahibi olmanızı istiyoruz.

Bu kitapla değişimi birlikte sağlayacağız. Size, bir prospektüsle kıyaslandığında oldukça rahat bir kullanım imkânı veriyoruz. Kitabı hem aç hem tok karnına okuyabilirsiniz. Kapağını günde üç kere, beş kere, yedi kere açabilirsiniz. Yoğun kullanıma uygun olarak tasarlanmıştır. Kitabımız bedende aydınlanmaya, zihinde berraklığa ve hızla yükselen yaşam konforuna neden olabilir. Bu istenen etkiler görüldüğünde yazarlarımızla irtibata geçebilir, kendilerine teşekkür edebilirsiniz.

Bu kitabın konusu bizi çok heyecanlandırdı. Konunun daha önce farklı bakış açılarıyla ele alındığını fark etsek de insanlar için bir müjde olabileceğine duyduğumuz inanç, bizi bambaşka bir duygunun içine soktu çünkü anlatılanlar birçok yönden eksikti ve daha da önemlisi, bu konuda söylenecek çok şey vardı.

Hastalıkların duygusal sebepleri tıp ve psikoloji tarihinin çığır açacak yeni bir buluşu gibiydi. Bu konuda aldığımız eğitimler, okuduğumuz kitaplar ve yaptığımız araştırmalar kitaba başlamanın ilk adımını oluşturmuştu. Bu heyecan öyle bir hal almıştı ki, bir gece uyanıp Eray'dan Zeynep'e, "Bir yılda ölenlerin kaçı duygusal nedenlere bağlı ölmüş olabilir?" diye bir soru geldi, uzunca da tartışıldı. Bu sorunun cevabı üzerinde düşünürken TÜİK verilerine dahi bakıldı, araştırma bir hafta sürdü. Bu heyecanla o zamanki az sayıdaki takipçi kitlemizle sosyal medyada bir canlı yayın yapma kararı aldık ve hemen bununla ilgili bir video yayınladık. Canlı yayın o kadar sevilmişti ki, binlerce yorum ve soru ile neye uğradığımızı şaşırdık. Gelen yorumları hikâyelerde yayınlamaya yetişemez olmuştuk. Bu yayınlarda gözyaşları, teşekkürler ve dualar havada uçuştu çünkü insanlar bir yandan hastalıkları ile boğuşurken, diğer yandan o en büyük düşmanın ne olduğunu net olarak görmeye başlamıştı. Çok beğenildiği için yayınların devamını yapma kararı aldık. Sorular ve ilgi çığ gibi büyüyordu. Tüm bu olanlar içinde en muhteşem, en dikkate değer husus ise hastalıkların duygusal nedenlerinin, insanların birçoğunun durumuyla birebir örtüşüyor olmasıydı. Takipçilerimizin, hastalıklarının altındaki hikâyeyi yorumlara dökmesi bizim için de dönüm noktası oldu. Bu sihirli müjdeyi ete kemiğe bürüme vakti gelmişti artık. Haftalarca hazırlandığımız yayınlar, liste halindeki tüm hastalıklar, duygusal nedenleriyle birlikte yazılmaya başlamıştı bile.

Bir yıl boyunca yayınlara katılan yüz binlerce insanın geri bildirimlerinden sonra, tüm duygu durumlarının ve doğurduğu sonuçların gerçekliğini kendimize ispatlamamız altı aydan fazla bir zaman aldı. Herkes yaşadığı hastalıkları anlatıp "işte bu yüzden oldu" diyerek bize geri bildirimde bulunuyordu. Binlerce yorumla karşılaştırılan, bilinen olası sebepler tek tek not alındı. Eldeki verilerle karşılaştırılarak bu çalışmayı hazırlamanın gereği konusunda bizi içten içe tatmin etti. Buradan hareketle, "Hastalıkların Duygusal Sebepleri" ifadesi ortaya çıktı. O dönemde bizi duyan on binlerce kişi sonradan yüz binlere dönüşmüş, kendileri için bir umut olabileceğini düşünmeye başlamıştı. Tam da bu noktada, duygusal sorunlarıyla boğuşanların da aklında kendilerini nelerin beklediği fikri yeşermişti. Yani esas mesele bir hastalığın hangi duygusal nedenden kaynaklandığını bilmekten çok, hangi duygusal nedenin hangi hastalığa dönüşebileceğini bilmekti. Bu bir anlamda, hastalanmadan tedavi olma imkânı anlamına gelen bir müjdeydi. Konuyu izleyen, takip eden herkes için umut olan bu yayınlar daha geniş kitlelere ulaşsa kim bilir neler değişirdi hayatlarda? Bir hastalığın altında yatan nedeni bilmek tedavi süreci devam ediyorsa bile bu süreci hızlandırabilir, iyileşmeye yardımcı olabilirdi belki de. Hasta olanlar bir yana, hiç hasta olmamış ama duygusal bir sorunla boğuşanları ileride ne gibi hastalıklar bekliyordu, artık daha net görebiliyorduk. Bu konuyu gündemde tutmamızla birlikte herkesin aklında tek bir soru belirdi: Bu gerçek mi ve ilk buluş neresi? İnsanlar, sorunlarına çare bulmak üzere yaşadıklarını bize anlatırken cevapların tümünü bir kitaba dönüştürmek bir buçuk yıl sürdü. Tıbbın ve psikolojinin bu muhteşem buluşunu ortaya koyan biz değildik elbette. (Bölümün devamında olası çıkış noktalarına da değineceğiz.) Ama bu çalışmaları yayan ve fotoğrafa genelinden bakıp "hasta olmadan önce şifa" diyerek konuya dair farkındalık uyandıracak olan bizlerdik. Bu bayrağı alıp taşıyacak, geliştirecek ve hayatın içinden gerçek hikâyelerle gözler önüne serecektik. Kitabın büyük bir bölümünü "hastalıkların duygusal sebepleri" oluşturuyor olsa da biz konuyu daha da genişlettik. İnancın ve sevginin iyileştirici gücünü, anne karnından gelen çatışmaları, atalarımızdan gelebilecek kalıntıları ve sorunları, DNA'dan evrene tüm bağlantıları masaya yatırdık. Psikolojik dünyamızın tüm hikâyelerini, koşullu şartlanmalarımızı, geçmişin travmalarından kurtulma yöntemlerini ve daha nice taptaze bilgiyi de yanına ekledik.

Bu konu fare deneyi yapıp, fareyi üzüp, hasta edip bilimselliğini ispatlamaya götürmek için pek uygun gibi durmuyordu çünkü psikoloji çok öznel ve yeni bir bilim. Buradan bakınca da herkesin duygularının farklı olacağından hareketle kesin bir sonuca varmak pek mümkün görünmüyor. Tabii şimdilik.

Hastalıkların duygusal nedenleri tıbbın üç bin yıllık tarihinde muhakkak fark edilen bir konudur. Son yüzyılda alanda yapılan çalışmalara geçmeden önce bin yıl kadar geriye gidelim ve dünya tıp tarihine adını altın harflerle yazdıran İslam filozofu İbni Sina'nın (980-1037) bu konuya asırlar önce nasıl ışık tuttuğuna bir göz atalım. Batı, İbni Sina'yı Avicenna (Vazgeçilmez) ismiyle ya da "Hâkim-i Tıb", diğer bir deyişle "Hekimlerin Piri ve Hükümdarı" isimleriyle anar.

İbni Sina, insan sağlığı için psikolojiyi çok önemli görmektedir. Özellikle çocuklar söz konusu olduğunda bunun önemi daha da büyüktür. İbni Sina, "Ruhen sağlıklı olmayan kişi bedenen de sağlıklı olamayacağından zihinsel faaliyetlerin sağlıklı olması gerekir. Aynı şekilde bedenen sağlıklı olmayan kişi ruhen de sağlıklı olamaz. Kısacası ruh sağlığı, vücudu etkileyen her şeyden etkilenir," der.

İbni Sina, "Tedavinin en iyi yollarından biri hastanın akli ve ruhi güçlerini artırmak, ona hastalıkla daha iyi mücadele etmek için cesaret vermek, hastanın çevresini sevimli, hoşa gider hale getirmek, ona en iyi musikiyi dinletmek ve onu sevdiği insanlarla bir araya getirmektir. Sosyal bir varlık olan insan için sağlık, sadece hastalık ve sakatlık durumunun olmayışı değildir, insanın ruhsal, bedensel ve sosyal bakımdan tam bir iyi olma hali içerisinde olması gerekmektedir. Sağlığı koruyan en iyi egzersiz şarkı söylemektir," diye belirtir.

Büyük hekim İbni Sina Küçük Tıp Kanunu adlı eserinde, "Acı çekeni hamama götürün" başlığı altında: "Aşktan hüzün, uykusuzluk, sayıklama meydana gelirse akli dengesini kaybetmesinden korkulur. Bu durumda çorba türü sıvı yiyeceklerle beden nemlendirilmelidir. Her gün hamama götürülür. Menekşe yağı koklatılır. Bu, bedenin ilacıdır. Ruhun aşkına gelince, bu bir psikolojik hastalık türüdür. Bu kişiye nasihat edilmelidir. Ta ki duyguları olabildiğince hafiflesin. Ya da daha başka işlerle düşüncesinin meşgul edilmesi gerekir," cümlelerine yer verir.

İbni Sina birçok eserinde hastalıkların duygusal sebeplerine işaret eden birçok örnek vererek psikolojik durumumuzun, ruh sağlığımızın veya duygusal çalkantılarımızın sağlıkla birebir bağlantılı olduğunu bize asırlar önce böyle duyurmuştur. Hastalıkların duygusal sebeplerini işaret eden bu tür ifadeleri dünyanın kabul ettiği böylesine büyük bir hekimden duymak, bize bu konunun tıp tarihinde yeni bir buluş olmadığını da ispatlıyor elbette.

Gelişen tıp ile birlikte psikolojinin de bilim olarak anıldığı yıllara denk gelen bu konudaki en iddialı isimlerden aşağıda bahsetsek de çıkış noktası neresi bilinmiyor çünkü duygusal çöküşlerin hastalıklara sebep olabileceği konusu, uzman olmayan birinin dahi çok rahat anlayabileceği bir konudur. Sağlık veya psikoloji uzmanı olmayan insanların dahi gözlemleyebildiği bu konu hakkında birçok uzmanın profesyonelce çalışmış olması elbette çok beklendik bir durum.

Psikolojinin felsefeden ayrılıp bilim olarak kabul edilmesi Dr. Wilhelm Wunt'un 1870 yılında Leipzig'de ilk psikoloji laboratuvarını kurmasıyla başlar. Bu da kabaca yüz elli yıllık bir süreç. Bu sürece denk gelen ve hastalıkların duygusal nedenlerini araştıran, en bilinen çalışmaların başında Fransız Doktor Claude Sabbah'ınki gelir. Dr. Sabbah'ın, üzerinde tam otuz beş yıl çalıştığı bu kapsamlı araştırma literatürlerde Total Biology olarak geçer.

"Total Biology" kavramı 1980'lerin ortalarında Dr. Hamer ile birlikte çalışan Dr. Claude Sabbah tarafından ortaya konmuş en kapsamlı çalışmaların başında gelir. Bu araştırmada geçmişe gittiğimizde konu ve isimler uzar gider. Bu yüzden İbni Sina ile başlayıp en bilinen iki isme daha değineceğiz.

"Şifa" adlı yolculuğumuzun geçmişinde yer alan önemli isimlerden bir diğeri ise Dr. Hamer'dır. Doktor Hamer, "Yeni Alman Tıbbı" akımı adı altında bu konuda çalışmalar yürüten, dünyada yankı uyandırmış doktorlardan biridir. Başarısının sebebi midir bilinmez ama oldukça hazin bir hikâyesi vardır. Dr. Hamer'ın bu çalışmalarını yayımladığı kitap henüz Türkçeye çevrilmese de "Yeni Tıbbın Özeti" olarak www.newmedicine.ca adresinde erişime açık durumdadır.

Dr. Hamer, tıp fakültesini bitirdiğinde hangi alanda uzmanlaşacağına karar veremese de beyin üzerine çalışacağını bilmektedir. Çalışmaya başladığı ilk günlerden itibaren kendi beyin CT'lerini çekmeye başlar; ileride "Dr. Hamer Odağı" (Dr. Hamer Focus) olarak adlandırılacak bir buluşu olacağını bilmeden... Cerrah olan Dr. Hamer evlenir ve iki çocuğu olur. O kadar iyi bir cerrah olur ki, günümüzde hâlâ estetik cerrahisinde kullanılan bir neşter geliştirir. Günlerden bir gün on dokuz yaşındaki oğlunun silahla vurulduğu haberini alır. Üç ay süren yoğun bir yaşam mücadelesi sonunda oğlu babasının kollarında hayata gözlerini yumar. Bu kayıp sonrası Dr. Hamer yasa boğulur ve sadece iki ay sonra prostat kanseri olduğunu öğrenir. Yıllarca kanser üzerine çalışmalar yaptığından, kanserin bedendeki gelişim süresinin bir buçuk yıl olduğunu iyi bilir ve neden ve nasıl oldu diye durumu sorgulamaya başlar. Kendi hastalığı ve devamındaki tedavi sürecinde aynı tanıya sahip yüzlerce hastayı inceler. Bu hastaların da kendisi ile benzer "duygusal çatışmalar" yaşadığını gözlemler. Prostat kanserinin altında yatan en önemli duygusal travmalardan birinin "çok sevilen birinin, özellikle çocuğunun ölümü" olduğunu fark eder. Peki durum böyle ise ya kadınlar? Dr. Hamer bunun karşılığının kadınlarda nasıl ortaya çıktığını gözlemlemek üzere yumurtalık kanseri olan kadın hastalarla da tek tek görüşür. Hastaların tomografi sonuçlarını incelerken karşılaştığı sonuçlardan oldukça etkilenir. Çekilen tüm tomografilerde prostat ve yumurtalık kanseri hastalığı olanların beyinlerinde de aynı noktada bir baloncuk (Hamer Odağı) olduğunu gözlemler ve çalışmalarını özellikle bu alanda geliştirmeye karar verir.

Kendi hastalığı sürecinde sadece cerrahi müdahaleyi kabul eder ve süreci radyasyon ve kemoterapi almadan sürdürmeyi başarır. Özellikle ailesi ve meslektaşları tarafından çılgınca karşılanır bu durum, ancak Dr. Hamer, tamamen iyileşmesi ve hastalığının bir daha nüksetmemesi ile bu buluşun hem kendisine hem de dünyadaki birçok insana yardımcı olacağına inanır. Kanser konularını ele alarak çalışmalarına devam eden Dr. Hamer, bu araştırmaların ortaya koyduğu bulgulara dayanarak yarattığı "Yeni Alman Tıp Yaklaşımı" sistemi ile hastaların iyileşmesine yardımcı olur.

Bu ve bunun gibi araştırmalarla dünyadaki tüm hastalara yeni bir bakış açısı getiren bu akımları tersten okuduğumuzda ortaya, "hasta olmadan şifa" bakış açısı çıkıyor. Yani bütün hastalıkların, ihtimal dahilinde bile olsa altında yatan nedenler duygusal çatışmalara dayanıyorsa, tıp biliminden önce psikolojinin bu konuyu ele alması oldukça önem taşıyor diyebiliriz.

Günümüzde tıp doktorlarının bazılarının dahi psikoloji alanına yönelmesi, psikoterapist veya aile danışmanı olması, bu konular ekseninde düşündüğümüzde pek şaşırtıcı durmuyor. İçinde bulunduğumuz yüzyılda, tıp ve psikoloji dünyasının bu iki alanı bir arada çok daha fazla ele alacağı kaçınılmaz bir gerçek.

Zeynep, yurt içi ve yurt dışında aldığı ve yıllar süren eğitimler doğrultusunda bütün hastalıkları ve psikolojinin çalışma prensibini çok iyi bilen ve hayatını bu alana adamış uzman bir isim. Psikokinezyoloji, recall healing, matrix, psikanalitik ve bütüncül psikoterapi gibi birçok alanda özel eğitimler de almak suretiyle klinik psikolog ve psikoterapist olarak bu alandaki çok özel ruhlardan biri.

Eray'ın da yıllar süren süren genel kültür dergisi yönetmenliğinden gelen yayıncılık ve yazarlık tecrübeleri, uzun yıllar aldığı psikoloji, aile danışmanlığı, aile dizimi ve psikoterapi eğitimleri ve tabii şimdi de bir aile danışmanı olması ile ortaya bu kapsamlı çalışma çıktı.

Psikoloji ve sağlık kökenli bir kadın ile sanat, fikir ve psikoloji kökenli bir erkek, aynı zamanda bir ekip olarak emek verdiğimiz bu çalışmayı sizlerle buluşturmak bizler için paha biçilmez bir mutluluk.

Biz bu fikirlere önce inandık. Bu yüzden ilk konu olarak inancı ele aldık. İnancın hayatı nasıl değiştirdiğini, insanı iyi ettiğini yineledik. İnsanları gerçekten sevdik ve sevginin iyileştirici gücünü ekledik. Temeli duyguyla atılan bir eser oluşturmaya çalıştık. Başta kendimiz, sonra da tüm insanlar için bir umut niteliği taşıyan bu kitap, insanlık için küçük ama bizler için büyük bir adım. Duamız herkes için bir adım, bir şifa aracı olması yönünde.

Şifa hikâyeleriyle buluşabilmek ümidiyle...

1. BÖLÜM: ŞİFA

2. BÖLÜM
HASTALIKLARIN DUYGUSAL SEBEPLERİ

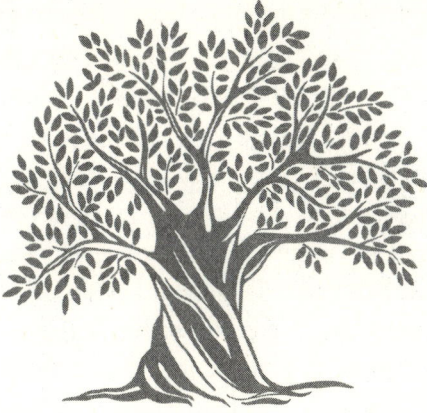

1. BÖLÜM

ŞİFA

Duygusal Sebeplere Bağlı Ölümler

İstisna deyince kültürümüzle yoğrulmuş olan bir söz hepimizin aklına gelir. Atalarımız, "İstisnalar kaideyi bozmaz" demişler. Oysa kalem ve bilgiye adanmış insanlar olarak istisnalar bizim hep gündemimizde. İstisnaları benimsemekten ziyade reddetmek en zor tercihlerden biri olsa gerek. "Bakteri teorisi" tartışmaları sırasında yaşanan ilginç bir olay, istisnalara karşı "istisnai" bakış göstermesi açısından oldukça ilginç bir hikâye içerir.

Pasteur ile birlikte hastalıklara bakterilerin ve virüslerin neden olduğunu belirten ve 19. yüzyılda yaşamış olan Alman hekim Robert Koch'un bu teorisine karşı çıkan biri teorinin yanlış olduğuna o kadar inanmıştı ki, koleraya neden olduğu söylenen vibrio cholerae bakterileri ile dolu bir bardak suyu çekinmeden bir dikişte içmişti. Adamın zehirli patojenlerden hiç etkilenmemesi herkesi şaşırtmıştı. Daha ilginç olan ise olaydan yüz seneden fazla bir zaman sonra iki binli yıllarda yaşanacaktı. İki binli yıllarda yayımlanan makalede, "Açıklanamayan nedenlerden dolayı belirtiler bu bireyde ortaya çıkmadı ama her şeye rağmen bakteri teorisine karşı çıkışı haklı değildir," neticesine varılmıştı. Varılan sonuç istisnaların kuralları bozmaması gerektiğiydi. Halbuki bir teorinin kabulü için herhangi bir istisnanın varlığı kabul edilemez. Bu, teorinin mantığına ters bir eylem olacaktır. Bu nedenle plasebo kavramının insan üzerindeki etkileri yadsınamaz bir gerçektir.

Evren hakkındaki derin anlayışına ve içgüdüsel kurgusuna rağmen Doğu'daki üç bin yıllık etkili tedavi yöntemlerini "bilimsel değil" diye eleştirmek, bu yöntemleri yok saymak ve görmezden gelmek, adına alternatif de desek, alternatif tıbbın tarihine haksızlık olur. Doğruluğu kesin olmasa da bu yöntemlerin birçoğu günümüzde bile ortaya şahane sonuçlar çıkarabilmektedir. Kadim ilimlerin varlığını bilmek, ortaya çıkan sorunlarda bu öğretilerin varlığını da aklımıza getirebilmek insanı bütüncül bir yaklaşımla değerlendirebilmemizi sağlar.

Olumlu düşünme gücü ile her zaman tedavinin mümkün olduğu tezini savunmuyoruz. Bazen olumlu düşündüğünüzü söylediğinizde bile bilinçdışınız ile durumu istemek ve kabul etmemek arasındaki farklılıklar sürecinizi etkileyebilir. Ancak bir hastanın rahatsızlığı ile ilgili algısı ve hastalığının ona ilk kez söylendiği anda (otorite olarak gördüğü) doktorun takındığı ifade tarzı, hastanın düşüncelerini çok yüksek oranda etkileyebilir. Örneğin, şu an insanlık tarihinde belki de en amansız hastalık olarak görülen kanserin size veriliş haberi "Üç günlük ömrün kaldı," şeklinde olsaydı duygusal durumunuz nasıl olurdu?

Ölüm hakkındaki düşünceleriniz bir yana (ne kadar inançlı olsanız da), insanın bu dünyadan ve geride bırakacaklarından ayrılması fikrine katlanmak hiç de kolay değildir. Bir ömrü bu dünyadaki mutluluğunu ön plana alarak yaşamış insanoğlu için bırakıp gitme vaktinin geldiğini öğrenmek çok acıdır. O nedenle tüm bu üzücü tecrübelerden çok önce vücudunuzun ve yaşamınızın kontrolünü ele geçirebilmeniz için olumlu düşünceden çok daha fazlasına ihtiyacınız var. İşte bu yüzden "Şifa." diyoruz.

Size biraz, duygusal sebeplere yenildiğinizde nasıl ve ne kadar öldüğümüzden bahsetmek istiyoruz. Türkiye İstatistik Kurumu'nun verilerine göre ülkemizde yılda yaklaşık dört yüz bin kişi hayatını kaybetmekte.

Gelin sayıları biraz inceleyelim. Sayıları incelerken ölen kişilerin hastalıklarını, coğrafi şartları, genetik aktarımla gelen hastalıkları, beslenme ve diğer dış etkenlerle ölenleri değil, bizi en fazla süründüren, en görünmez gibi görünen ancak hepsinden tehlikeli olabilen "duygusal sebepler"e bağlı hastalıklar üzerinde düşüneceğiz.

Her yıl hayatını kaybeden binlerce insanın ne kadarının duygusal nedenlere bağlı olarak öldüğünü bu tabloya bakarak anlamaya çalışacağız. Hepsinden önemlisi bu tablo, içinde yaşadığımız bir ruhsal çıkmazın gelecekte bizi nelere sürükleyebileceğini bile gösterebilir.

Aşağıdaki tablo 2017 yılında 25-55 yaş arasında ölen kişilerin hangi hastalıklar nedeniyle hayatını kaybettiğini gösteriyor. Sonraki yıllarda da yakın değerler var.

Ölüm Nedeni Olan Hastalık	25-55 Yaş Arası Ölüm Oranı
Dolaşım Sistemi Hastalıkları	%28-11.900 kişi
İyi ve Köyü Huylu Tümörler	%31-13.100 kişi
Solunum Sistemi Hastalıkları	%5-2.160 kişi
Endokrin, Beslenme ve Metabolizmayla İlgili Hastalıklar	%3-1.260 kişi
Sinir Sistemi ve Duyu Organları Hastalıkları	%3-1.230 kişi
Dışsal Yaralanma ve Zehirlenmeler	%17-7.300 kişi
Diğer Nedenler	%13-5.240 kişi
Toplam	42.190 kişi

2017 yılında tüm yaş aralıklarında gerçekleşen ölümlerin %55'ini erkeklerin, %45'ini ise kadınların oluşturduğunu da belirtelim.

Şimdi dilerseniz aynı yıl içinde ölen kişilerin tüm yaş grubu oranlarına da göz atalım.

Yaş Grubu	Ölüm Oranı
0-14	%4,5
15-24	%1,2
25-34	%1,4
35-44	%2,6
45-54	%6
55-64	%13,2
65-74	%20,1
75-84	%30
85 +	%21

Sayılara bakınca ağırlığın belirli yaş gruplarına dağıldığını gözlemlemek mümkün, ancak tek bir gerçek var ki, ölümün yaşı yok. Erken yaşta gelen ölümlere kader demekten fazlasına ihtiyacımız var.

Hasta olmadan önce, sadece olumlu düşüncelerden fazlasına ihtiyacımızın olduğunu söylemiştik. Zihnimizden her an olumlu düşünceler geçirmenin bir adım ötesine geçerek bu düşünceleri hayatımızın her ânına uygulayabilmek asıl amaç olmalıdır.

Ruh sağlığımızı bozan her türlü olayın, engel olmadığımızda bizi ne gibi çıkmazlara sürüklediğini, bu duygu durumlarının ruhumuzda ne gibi psikolojik hastalıklara dönüştüğünü hiç düşündünüz mü? Duygusal sebepler, hatta psikolojik hastalıklar bir yana, bu çıkmazlarla boğuşurken yorgun düşen bedenimizi ne gibi hastalıkların beklediğini hiç düşündünüz mü? Düşünmek zorundayız!

Hastalık Geliyorum Der!

Yaşamda karşımıza çıkan zorluklarla baş edebilmek, "umut" kelimesini hissederek kullanabilmek ve yaşamımıza yansıtabilmek burada yapılabilecek en önemli şeydir. Hissetmeden ve yaşama karşı bakış açınızı tam anlamıyla değiştirmeden kuru bir çabayla gerçekleştirilen olumlu düşünme pratikleri bazen çok daha yorgun düşmenize sebep olabilir. Zihninize gelen olumsuz düşüncelerle savaşmak sizi daha çabuk düşürür. Bu düşüncelerle savaşmak yerine onları anlamaya çalışmak, nedenlerini bilmek ve bunları kabul etmek öncelikli olandır. Bu nedenle öncelikle "bastırma" kavramından kaçınmanız gerekir. Bastırma ile kastettiğimiz şey kaçınmak, yok saymaktır. Var olan bir olayı, durumu ya da düşünceyi görmezden gelme çabasında olmaktır. Stresi, fikirleri, sorunları, düşünceleri ve hatta bazen mutluluk duyacağımız tüm şeyleri...

Hastalık belki de vücudun size son çağrısıdır. "Kafanın içindekilere tekrar bak ve kendini iyice gör," demenin son durum çağrısı. Köprüden önceki son çıkış gibi. Böylesi bir durumla karşılaştığınızda, yaşadığınız yoğun duygusal haller önüne geçilemezse vücudunuzda hastalığı başlatır. Vücut önce kendi iç mekanizmaları ile mücadeleye başlar. Ancak çaresiz kaldığını düşündüğü an, eteğindeki taşları bir anda döker ve verebileceği kadar sinyali size vücut aracılığıyla ulaştırır. O âna kadar her şeyin yolunda gittiğini düşünen siz, "Şimdi bu da nereden çıktı?" diye düşünürsünüz. Ancak hastalık o an çıkmamıştır. Sıkıntının kaynağı daha gerilerde gizlidir. Stres etkenine maruz kaldığınız o eski anlarda hastalık filizlenmeye başlamış ve tarihe ayarlanmış taahhütlü posta gibi adresine, yani şimdiki zamana postalanmıştır. Bu nedenle ilk yapmamız gereken, "Bu hastalık ne zaman başladı?" diye sormaktır. Şehirli insanın en büyük ölüm nedeni stres ve strese bağlı hastalıklardır.

Okuyacağınız tüm hastalıkların duygusal sebeplerinde genel bir tanımlama verilse de her bireyin hikâyesi farklıdır. Örneğin tik oluşmasının ana duygusu değersizlik ve kardeşler arasında seçilmeme düşüncesi ise, bazı bireylerde değersizlik, bazı bireylerde kardeşler arası çatışma gözlemlenebilir. O nedenle sizin için hastalık ne zaman başladı sorusunu sorduğunuzda, "O aralar hayatınızda neler oluyordu?" düşüncesini gözden geçirmek en doğru yol olacaktır. Hissettiğiniz derin duygulara bakın. Şayet hastalığın ortaya çıktığı zamanlarda neler hissettiğinizi bulamıyorsanız son bir yılı inceleyin. Hastalık başlamadan önce hayatınızda neler oluyordu? Hastalık zamanlarında neler hissediyordunuz? Tavsiyem, elinize bir kâğıt ve kalem alıp geçmiş zamana uzaktan şöyle bir bakmanız. En önemlisi de sürekli bastırma duygusunun ürünü olan geçmişin geçmişte kaldığı düşüncesinden sıyrılmanız. Bugün bir hastalığa sahipseniz belli ki geçmiş pek de geçmemiş. Bir durun ve hayatınızdaki önemli olaylara bakın. Zihninizi biraz açın. İlk başta hatırlamadığınız olayların yavaş yavaş aklınıza geldiğini göreceksiniz. Duygusal anlamda duygularınızdan korkmadan iç sesinizi dinleyin.

Bir örnekle devam edelim. Doğum sonrası başlayan alerji rahatsızlığınızda sorulması gereken sorular sizce neler olmalıdır?

"O zamanda hayatınızda neler oluyordu?"

"Hiçbir şey. Mutluydum. Bebeğim henüz doğmuştu."

"Nasıl hissediyordunuz?"

"Çok mutlu..."

"Yanınızda kimler vardı?"

"Kayınvalidem ve annemler. Ev çok kalabalıktı. Herkes bana yardımcı olmaya çalışıyordu."

"Olabiliyorlar mıydı peki?"

"Bebeğe karşı belki evet ama bana karşı hayır. Sürekli beni eleştiriyor, evin düzeni ile ilgili olarak beni yoruyorlardı."

"Siz bu eleştiriler altında kendinizi nasıl hissediyordunuz?"

"Hiçbir şey söyleyemiyordum, ancak çok geriliyordum."

Sohbet tanıdık geldi mi? Tam da terapist soruları değil mi? Belki de hepimizin başından bu ve benzeri durumlar geçmiştir. Söylenen sözler ve maruz kaldığımız durumlara karşın o an yaşayamadığınız duygular bir süre sonra rahatsızlık hissi ile vücudumuzda ortaya çıkar. Duruma öfkeliyseniz vücudunuz gergin konuma geçer. O an söyleyemediklerinizle başlayan alerji hastalığınız bugün hâlâ devam eder. Rahatsız olduğumuz eleştirilere karşı kendimizi ifade ettiğimiz noktada rahatlamaya başlarız. İfade etmediğimiz her duygu ve düşünce bedenimize hapsolur ama bir yere kaybolmaz. Bu nedenle duygularımızın farkına varmak ve hissettiklerimizi kendimizden başlayarak ifade etmek büyük önem taşır.

Anne Karnında Başlayan Etkilenme

Ortaya bir hastalık çıktığında hikâyeniz bazen anne karnındaki hayatınıza kadar bile uzanabilir. Mesela bebeklerin hamileliğin beşinci ayından itibaren bizi duyabildiği ve altıncı aydan itibaren de bilinçdışı kaydettiği artık bilimsel olarak kabul ediliyor. Bebekler, başta annenin sesi olmak üzere dış dünyayı ayırt edebiliyor. Bunun yanı sıra ilgili bir baba ve annenin sürekli iletişim halinde olduğu seslere doğduğu andan itibaren tepki verebiliyor. Annenin sesinin tonuna ve duygusal değişimlerine göre içeride tepki veren bebek, annenin yaşadığı strese ya da sevince göre tepki oluşturuyor. Bu da ileride yaşanabilecek bir hastalığın tohumu haline gelebilir. Anne karnında bir yandan fizyolojik olarak gelişen bebek bir yandan da zihinsel ve psikolojik anlamda büyümektedir. Annenin hissettiği çoğu şeyi hisseder ve yaşadığı duyguları yaşar. Bütün bunlar bebekte ruhsal ya da bedensel izler bırakabilir. Eğer siz rahat, sakin ve mutlu iseniz, bebeğiniz de aynı durumdadır. Stres altında salgılanan hormonların bebeğe ulaşmasıyla bebekler hormonların onlarda ne etki oluşturduğunu bilirler. Huzurlu bir annenin salgıladığı hormonlarla bebeklerde gevşeme yaşanır. Mutlu annelerin bebekleri, mutluluğun tadını bilerek doğar. Devamlı stres altındaki annelerin bebekleri ise sürekli salgılanan stres hormonlarıyla oluşan huzursuzluğu bilir, kendilerini mutsuz ve gergin hissederler. İşte bu durumların tamamı, bebeklikte vücut hafızamıza yerleşen ve büyüdüğümüzde ortaya çıkan sorunların ilk adımlarını oluşturabilir.

Çocuklarınızla ilgili sorunlarınızda araştırılması gereken öncelikli yer hamilelik süreciniz bile olabilir çünkü insan dünyaya gelmeden önce, annesinin karnında olduğu zamanlarda da dış dünyadan etkilenir ve yaşantısında bunun izlerini taşır. Ebeveynlerinin erkek çocuk beklediği kızların günlük yaşamlarında kadın kıyafetleri giyerken, hatta kendilerini kadın gibi hissederken dahi zorlanabildiklerini gözlemliyoruz. Daha sonra da bahsedeceğimiz gibi güncel beyin ve zihin araştırmaları hamilelik sürecinin ne kadar etkili ve önemli olduğunu ortaya koymakta. Kimi çocuklar büyüdüklerinde anne karnında dinledikleri bir müziği bilebiliyorlar, yanı sıra, hamilelik zamanlarında yaşanan bazı durumlar çocukta gözlemlenebiliyor. Bu yüzden her detay bilimsel olarak masaya konamasa da varlığı yadsınamaz birer gerçektir.

O zaman kitabın devamında yer alan hastalıkların duygusal nedenlerini okurken öncelikle sebebin sizi nasıl etkilediğine bakın.

* Hangi sebep size daha çok uyuyor?

* Bu sebep sizde ne zaman başladı?

* O sıralarda hayatınızda neler oluyordu?

* Anne ve babaya öfkeliyseniz bunu kabul ederek yaşamanız mümkün mü?

Eray Hacıosmanoğlu

Affetmek her zaman mümkün olmasa da kabule geçebilmek, yaşadıklarınızı, olanları ve bulunduğunuz konumu kabul etmek, yakaladığınız ilk yerden düzeltmeye başlamak için şifaya atılacak ilk adımdır.

Kendini bulmak ve hastalanmadan önce tedaviye başlamak bu kitabın ana amaçlarından biridir.

İnsan denen mucize canlı anne karnındayken bile duygusal durumlardan bu kadar etkilenebiliyorsa, gündelik hayatta yaşadığı sıkıntılar, üzüntüler ve travmalar onu hastalıklara taşıyan başlıca nedenler arasına nasıl girmeyebilir? Eskilerin gidenin ardından "Çok çekti..." demesi, herkesin hastalığın ötesinde, bir zorlukla baş etme hikâyesidir. Bu yüzden hayat hikâyenizin neresinde olursanız olun, "zararın neresinden dönersen kârdır" mantığı hep kılavuzunuz olacaktır.

Hastalık İle Duygu Arasındaki Bağlantı

Hastalıkların önemli bir kısmının duygu durumumuzdan kaynaklandığından bahsederken zihnin dehlizlerinde gezmemek olamazdı tabii. Zihin-beden etkileşimi, zihin felsefesi dahil olmak üzere son elli yılın en önemli sorunlarından biri olarak görülmektedir. Bu ikilemin muhteşem üçüncüsü olan ruh, bilim tarafından somutlanması güç olduğundan uzun zamandır buraya dahil edilmekte zorluk yaşanmaktadır. Bu noktada Descartes'ın düalizm (ikicilik) akımından da bahsedilmelidir. Descartes'a göre zihin ve beden iki ayrı özdür. Hatta bu ikisi sadece yapı olarak değil, nicelik olarak da birbirlerine karşıttır. "Doğasında düşünmekten başka bir şey olmayan, var olmak için herhangi bir mekâna ihtiyaç duymayan ve maddesel bir şeye bağımlı olmaktan uzak bir öz olduğumu anladım. Öyle ki, bu ben, yani kendisiyle neysem o olduğum ruh, bedenden tümüyle ayrıdır. Hatta bedenden daha kolay tanınır ve beden olmadığında bile o kendisi olmaktan çıkmaz." Descartes'ın bu fikri 17. yüzyıl düşünce yapısına uyuyor gibi gözükse de, o zamana kadar insanı insan yapan bu bütünü ayrıştırması, madde ve ruh olarak ikiye ayırması ilerideki büyük güçlüğün ilk adımlarıydı.

Descartes zihnin doğasını tanımlayamadığı için geride çözümlenemeyen felsefi bir bilmece bırakmıştı. Doğadaki bir maddeyi yalnızca başka bir madde etkileyebildiğine göre, maddi olmayan zihin nasıl maddi olan vücuda bağlı olabilirdi? Sadece madde evrenine bağlı olan bu geleneksel görüş, zihin ve vücut ayrımını benimsemişti. Böylece vücudu tedavi etmek için sadece maddeye bakmak yeterli olacaktı.

Oysa ünlü tıp adamı, astronom, yazar ve filozof İbni Sina bu yaşananlardan yüzyıllar önce beden, zihin ve ruh bütünlüğündeki araştırmaların temeli olan şu meşhur sözlerini söylemiştir: "Öfke karaciğeri, keder akciğeri, üzüntü mideyi, sıkıntı (stres) kalbi ve korku böbrekleri yorar. Bunlar vücutta artınca ve devamlı olunca organ hasta olur."

Nietzsche'nin, "İnsan bedeniyle düşünür," demesiyle geriye dönüşü zor bir konunun ilk adımları atılmıştır. Yani her şey güzel giderken insanı anlama çabasında bütün olarak algılanmış varlığı ikiye ayırmak aslolanı görmemize yıllarca engel olmakla kalmayıp söz konusu gerçekliğe bugün dahi inanmakta zorluk yaşamamıza neden olmaktadır. Halbuki insan bir durumu yaşarken hisseder, düşünür ve bedenselleştirir. Yani his, duygu gibi soyut kavramları zihindeki düşüncelerle birlikte somutlaştırarak bedende hastalıkların oluşmasına yol açar. İşte dünya bu konuya, düşünce boyutuna böyle bakıyor diyebiliriz. Sizin de zihninizde bir şeyler biraz daha netleşmeye başladı mı?

Her Şeyde Bilim Ararken Var Olanı Görememek

İnsanın bir bütün olduğunu bilmemize rağmen bilimsel gelişmeye ve mutlak bilgiyi ispat etme çabasına inanmaya başladıkça bazı kaygılar ortaya çıktı. İnsanlığı, her şeyi bilmek isteme ve bilmediğine inanmama gibi bir düşünce sardı. Din gibi derin ve kutsal bir konuyu dahi bilimle açıklama gafletine düştük. Her durumda kanıt ararken, ruhumuzu kaygıyla besledik ve insanın asıl ihtiyacı olan teslimiyeti kaçırdık. İnsanı üç parçaya böldük. Hislerimizi göz ardı edip somut göstergemiz olan bedeni ön plana çıkardık. Bu düşünceyle bakıldığı zaman bir insan ancak hasta olursa kıymetliydi ve ancak o zaman onun için bir şeyler yapılabilirdi. Bunun dışındaki durumlar yok sayılıyordu. Kendini kötü hissetme, yardım isteme, üzüntü gibi uçuşup giden durumlara ayrılacak vakit yoktu. Yanlış yapıyorsan bu senin düşüncendi ve ceza çekmeliydin. İnanç dahi bu düşünceler içerisinde kaybolurken gittikçe parçalanan bu muhteşem üçlü bir daha bir araya gelemedi.

İnsanı ayrıldığı parçaların huzursuzluğundan kurtarmak, onu bir bütün olarak ele almak isteyen biri çıktığı zaman bilimin tepkisi hazırdı: "Hani kanıtı?" diye sorardı. İspatını görmediği herhangi bir şeye inanamayan ve bu çerçevede ruhunda bildiklerini dahi inkâra kalkışan insanoğlu inanmamanın huzursuzluğu içinde ruhunu önemsememeye devam etti. Ancak bastırılan ya da unutulan duyguların yok olmamak ve gün yüzüne çıkmak için hep fırsat kollamak gibi bir huyu vardı.

Kimi insanlar zihinlerinde belirmeye başlayan düşüncelere göre hareket etmeye niyetlendi ancak yine olmadı. Denendi, hatta hislerin aksi istikametinde çaba da gösterildi... Sonunda davranışlar durdu, çoğu zaman hisler de kayboldu. Hatta kimi zaman içimizdekiler o kadar kayboldu ki, hissetmemiz gerekenlerin tamamını unutup, "duygu sağırlığı" noktasına geldik. Bu tanım bilimde henüz tam anlamıyla yer almış değil. Benzeri olarak kullanılan "duygu küntlüğü" tanımlaması ise bir psikiyatrik rahatsızlığın içindeki tanı kriterlerinden biri olarak zikrediliyor. Ancak hissetmeyen her insan bu tanıya uygun mu? Elbette değil. İnsanın duygularının tam olarak ispatı mümkün olmadığından, bu tanıların bilimdeki geçerliliği sorgulanıyor. Bu nedenle psikiyatri uzun yıllar geri planda kaldı. Bugün dahi psikiyatrik rahatsızlıklara inanmak için beyin görüntüleme çalışmalarına ağırlık veriyoruz. Ancak ve ancak gördüğümüze inanabiliriz. Şu anda beyni açıklayarak hem hastalıkları hem de düşünceleri anlatmaya çalışabiliyoruz. Lakin hisleri ve ruhu sadece sinir hücresi olan nöronlar ile somutlaştırarak açıklamak oldukça zor görünüyor.

Belki bir gün insanı anlama çabasında ruhu, bedeni ve zihni farklı boyutlarda birbirinin devamı olan muhteşem bir üçlü olarak kabul edebiliriz. Bu muhteşem üçlüyü ayrı ayrı değerlendirmek uzun yıllar boyunca kendimizi tanımayı geciktirmiş, hatta modern tıbbın önünü de tıkamış olabilir. Geçmişte çekilen onca acı ve katlanılan yığınla güçlük bu bütüncül yaklaşımla çok daha kolay ele alınabilirdi. Belki bütüncül yaklaşımın benimsendiği bir gelecek, hastalıklarla mücadeleyi bambaşka bir boyuta taşıyacak. O halde muhteşem üçlü olarak tanımladığımız bu kavramlara birlikte bakalım ve hastalıklara uzanan kadim öykümüzün sırlarını biraz daha derinlerde arayalım.

Zihin Ve Beden

Zihin, uyarıcılarla arasındaki bağlantıyı fark edebilme, anlayabilme ve yorumlayabilme şeklinde işlevini yerine getiren soyut bir kavramdır. Prof. Dr. Mehmet Sungur zihni, "Üzerinde düşünce ve görüntülerin oluştuğu topraklar" olarak tanımlar. Davranışların ana sorumlusu sayılan zihnin elle tutulamıyor olması, belki de hâlâ arayışta olmamızın ana nedenidir.

Ruh ise bedenin içinde olduğu söylenen, maddesel olmayan, ancak varoluşun özü olarak kabul edilen bütün fiziksel güçleri kontrol ettiği düşünülen bir öz, bir cevherdir. Buna karşılık beden, zihnin ve ruhun hissettiklerini ortaya koyan somut bir göstergedir ve biz bedendeki değişimlerle birlikte sıkıntıda olduğunuzu söyleyebilir hale gelebiliyoruz.

Örnek vermek gerekirse, panik bozukluğu yaşayan birinin atak esnasında bedeninde hissettiği sıkılma ve daralma hali ona nefes alamadığını düşündürüyor ve bu düşünce ile birlikte kişinin kaygısı artıyor. Kaygı arttıkça bedene yansıyan sıkılma, daralma, çarpıntı gibi tepkiler de artıyor. Zihin bedeni, beden ise zihni etkilerken ruh, hisleriyle bu süreci taçlandırıyor. Ardından birbirini etkileyen bu muhteşem üçlü olumsuz bir kısırdöngüye giriyor. O halde bir insanı değerlendirirken onu holistik bir biçimde ele almak, yani parçalara ayrı ayrı bakmak yerine bütünsel olarak anlamaya çalışmak gerektiği küçük bir panik bozukluğunda bile gözler önüne serilebiliyor.

Kendi haline bırakıldığında bu üçlü kendi içinde dengeyi çoğu zaman o kadar güzel sağlıyor ki, bozulmadan ilerlediklerinde birindeki eksikliği diğeri tamamlayabiliyor. Ne var ki bu tamamlama kimi zaman bedenin kendisini feda etmesiyle oluyor. Bu esnada da kişide hastalıklar ortaya çıkıyor.

Hastalık, zihnin ya da ruhun kendini ifade etme şeklini bedenle ortaya konması olarak tanımlanıyor. İleride etraflıca bahsedeceğimiz hastalıkların duygusal tarafı hususunda şunları söyleyebiliriz: Duygusal sebeplerin kişinin hayatında çokça yer alması sonucunda ruh ve zihin kendini ortaya koymaya çalışıyor. Hastalığın ana nedeni ise bu çabanın susturulması sonucunda bedenin kişiyi durdurmaya çalışması. Bazı genetik ya da mikrobik rahatsızlıklar kişinin vücudunun kalıtsal yapı taşlarında varken, hastalığın o ailede neden yalnızca o kişide çıktığı sorusunun asıl cevabı da muhtemelen burada gizlidir. Asıl cevap, durumun kişinin duygularına bağlı olması olabilir.

Bilimin yüzyıllardır kanıtlara dayanarak hastalıkların sadece fiziksel olduğu düşüncesiyle ilerlemesi, hastalıkların genlerden ya da mikroplardan kaynaklandığını söylemesiyle sonuçlanabiliyor. Biz hastalığa ev sahipliği yapan genlerin neden bazı kişilerde daha fazla ortaya çıktığının araştırılması gerektiğini söylüyoruz. Bedende bir hastalık varsa, "Bu hastalık sadece bedende," demek, asıl kökeni yok sayarak üstteki belirtileri tedavi etmeye çalışmak olurdu.

Her insan kendini farklı şekillerde ifade eder; kimi insan zihinsel, kimi bedensel, kimi daha tinsel yollarla. Bazı insanlar düşüncelerini duygularıyla birleştirerek rahatlıkla aktarabilirken, bazı insanlar ruhlarıyla daha sezgisel ifadeler kullanabilirler. Ancak birçok insan kendini bedeniyle ifade etmeye daha yatkındır. Özellikle somatizasyon dediğimiz, duyguların tam olarak bedende ortaya konmuş halinin psikiyatrideki havada kalan tanı kriterleri bize bunu bilimsel olarak da göstermeye çalışır. Hangi duyguya ait olduğunu bilmeden yaşanan histeri krizleri belki de bugün psikolojinin temel yapı taşlarından biri olan dürtü kuramını getirir.

Genler Bize Ne Söylüyor?

Hastalıkların duygusal sebeplerini bu kadar derinden ele alırken yukarıda da bahsettiğimiz aktarımlardan, atalarımızdan gelen yaradılış mirası olan genlerden söz etmeden geçemeyiz. Vücudumuzdaki hücrelerin münferit davranışları çevresel özellikler tarafından yönetiliyorsa, trilyonlarca hücre tarafından oluşturulmuş canlılar olarak bizim de çevre tarafından yönetildiğimiz akla gelmeli değil mi?

Tek hücre araştırmalarında görüldüğü gibi, yaşantılarımız sadece genler tarafından değil, hayatımıza yön verdiğimiz tepkiler tarafından da yönetilir.

Gen, protein molekülü sentezlemeye yarayan bir talimattır. Genler vücudumuzun yapıtaşıdır ve maddeten var olmamızı sağlarlar. Bununla birlikte, genlerin vücutta çalışabilmesi için gerekli mekanizmanın çevresel etmenler tarafından harekete geçirilmesi gerekir. Tek hücreli canlılarda yapılan araştırmalara göre, hücreler çevresel tecrübelerden yepyeni şeyler öğrenebilme, hücresel bir hafıza yaratabilme yeteneğine sahiptir. Hatta hücresel hafızalarını kalıtım yoluyla muhtemelen diğer nesillere de aktarabilirler.

Bir çocuk kızamığa yakalandığında, gelişimini tamamlayamamış bir bağışıklık hücresi kızamık virüsüne karşı koruyucu bir protein antikoru üretmesi için çağırılır. Bu süreçte, hücre kızamık antikor proteini üretebilmek için şablon olarak kullanabileceği yeni bir gen oluşturur. Bu oluşum ilk olarak hücrenin çekirdeğindedir. Her hücrenin genleri arasında kendine özgü bir biçimde oluşan pek çok DNA parçası protein parçacıklarını kodlar. İnsanın yapıtaşı olan protein parçacıklarından gelen bu kodlarla bağışıklık hücresinin yeni kodları oluşturulur. Bağışıklık sistemi bu yeni savaşçı hücreyle kızamık virüsüne karşı harekete geçmeye artık hazırdır. Böylece hücreler, dışarıdan gelen etkilere karşı fiziksel olarak değişim gösterirler. Protein parçalarındaki davranışlara ait hafıza kodları ile genler etkilenir ve insanın davranışları değişmeye başlar. Konunun fazla derinlerine indiğimizi kabul ediyoruz ama bunlar da bir kenarda not olarak bulunsun.

Karakterde değişime yol açan genetik dizi değişimi bilinmektedir. On birinci kromozomda bulunan, beyinden çıkarılmış nootropik etken denen protein genini ele alalım. Kısa bir gendir ve 1335 harf uzunluğunda bir DNA metnidir. Genin dört harfli şifreyle ortaya çıkardığı protein, beyinde sinir hücrelerinin büyümesini sağlayan bir nevi gübre gibidir ki muhtemelen bunun dışında da görevi vardır. Çoğu hayvanda 192. harf G'dir fakat bazılarında A olabilmektedir. İnsan genlerinin yaklaşık dörtte üçünde G vardır, gerisinde ise A. Bu minik fark, uzun bir paragraftaki tek bir harfin farklı olması, farklı bir proteinin sentezlenmesiyle sonuçlanır. Proteinin 66. pozisyonunda valin yerine metionin bulunur. Herkesin DNA sarmalında genin iki kopyası bulunduğuna göre, çıkan sonuç aşağıdaki şekilde olmuştur. Biraz karışık da olsa sonuçlar oldukça ilginç.

Metionin-metionin karşılıklı olduğunda, insan valin-metionin insanlarından daha az evhamlıdır. Valin-metionin olan insanlar ise valin-valin olan insanlardan daha az evhamlıdır. O zaman insanlar en çok valin-valin karşılıklı geldiğinde evhamlı, utangaç, hassas, bunalım dolu ve endişelidirler. Yani genin bu şekilde dizilimi evhamı tetikliyor.

Hemen büyülenmeye gerek yok çünkü dizilim insanın sadece %4 civarında bir kısmını açıklıyor. Bu gene sahip olmanız nasıl yetiştiğinizle de ilgili. DNA şifresindeki küçük bir farklılaşma ortaya bambaşka sonuçlar çıkarıp kişilikte gerçek bir değişime neden olabilir. Atomu parçalamasak da konunun genlere uzanan yolculuğuna, hastalıkların gelme ihtimaline uzanan bu yolu anlamak adına bu noktalara değinmemiz gerekirdi.

Hasta Olmanın Genlerle İlişkisi

Genlerle ilgili iki terim birbirine karıştırılmaktadır: "İlişkili olmak" ve "sebep olmak". Aslında ikisi farklı anlamlar taşır. Bir hastalıkla bağlantılı olmak ile o hastalığa sebep olmak aynı şeyler değildir. Sebep olmak bir eylemi yönlendirmek, o eylemi kontrol etmek demektir. Size arabayı belirli bir anahtarın kontrol ettiğini söylesek, arabayı çalıştırmak için anahtarı çevirmeniz gerektiğini bildiğiniz için bu cümle anlam ifade eder. Ancak anahtar gerçekten arabayı kontrol ediyor mu? Yoksa arabayı kontrol etmek için anahtarı çeviren bir organizmaya mı ihtiyacınız var? Anahtar, burada arabayı kontrol etmeye yarayan bir araçtır, aslında arabayı kontrol eden, anahtarı çevirecek olan insandır. Aynı şekilde insanı da kontrol eden kendi niyetleridir. Yani davranışa yol açan ve yaşadıklarıyla nasıl davranması gerektiğine dair oluşturduğu zihin yapısı bireyin kendi kontrol mekanizmasını oluşturur. Bu mekanizma ile kendi çevresini ve fiziki yapısını oluşturan insanoğlunun bu faktörlerle genlerini ve genlerini çalıştıracak mekanizmaları etkilediği söylenebilir. Belirli genler organizmanın davranışları ve özellikleriyle ilişkili olabilir. Ne var ki bir şey onları tetiklemedikçe harekete geçemezler. Genlerin birebir organizmamızı kontrol ettiği fikri o kadar çok tekrarlanmıştır ki, bunun bir gerçekten ziyade hipotez olduğu unutulmuş gibidir.

Genlerin biyolojimizi birebir kontrol ettiği fikrinden yola çıkılarak, genom projesi ile insanın ancak 30.000 gene sahip olduğu anlaşılmıştır. Oysa bu araştırmadan önce birçok bilim insanı 100.000 genimiz olduğunu tahmin ediyordu. İnsan devamlılığının bu kadar az genden ortaya çıkması birçok bilim insanını hayal kırıklığına uğratmıştı. Son noktada araştırmayı yapan bilim insanları, "İnsan türünün muhteşem çeşitliliği genetik şifrede kazılı değil. Belirleyici olan çevre şartlarıdır," diyerek çalışmalarını sonuçlandırdılar. Aslında tek bir gen binlerce protein yapabiliyorsa, genleri sıralamak, üretebilecekleri proteinleri sıralama işinin ancak ilk adımı olabilirdi. Öte yandan bu karmaşıklık, hayal ettiklerinden daha az gene sahip olduğundan insan genom projesi ile açıklanamayacak kadar basit olduğu, bu yüzden de insanın, deneyimlerinin ürünü olduğu iddiasını da anlamsızlaştırmıştı. Bunu ileri sürenler kendi kazdıkları çukura düşmüşlerdi. 30.000 genlik genomun insan doğasının ayrıntılarını belirleyemeyecek kadar küçük olduğunu söylemişlerdi. O yüzden yüz binlerce, belki de milyonlarca farklı protein üretebilen bir genomun insan doğasını yetiştirmeye yer bırakmayacak şekilde en küçük ayrıntısına kadar belirleme kapasitesine sahip olduğunu kabul etmeleri gerekirdi.

İnsan genom projesinin şaşırtıcı sonuçları üzerine yapılan bir yorumda, Nobel ödüllü genetikçi David Baltimore insanın karmaşıklığı hakkında şunları söylemiştir: "Eğer insan genomu bilgisayarlarımızca saydam olan bir sürü gen içermiyorsa, solucan ve bitkilerden daha karmaşık yapıda olmamızın nedeni daha fazla gene sahip olmamız değildir." Bize karmaşıklığı kazandıran şeyler devasa davranışsal repertuarımız, bilinçli hareketlerde bulunabilme yeteneğimiz, dikkate değer fiziksel koordinasyonumuz, çevrede meydana gelen olaylara verdiğimiz tepkiler, öğrenme kabiliyetimiz, hafızamız ve daha birçok insana özgü durumlar olabilir mi? Bunun sonucunda ortaya çıkan sebep aslında hep aynıdır. Eylemlerimizin anahtarı genlerimiz değil, çevre koşullarıdır. Genlerin insan davranışlarını nasıl etkilediğinin keşfiyle birlikte insan davranışlarının genleri nasıl etkilediğinin keşfi tartışmayı bütünüyle yeniden şekillendirmek üzeredir.

Genler canlıların yetiştiği ortama göre harekete geçecek şekilde tasarlanmıştır. Genlerin, iplerini oynatan kukla ustaları olmadıkları, aksine davranışların merhametine kalmış kuklalar oldukları bir dünyaya adım atmalısınız. Bu dünyada içgüdüler öğrenmenin karşıtı değildir. Kimi zaman çevre etkileri daha kalıcıdır. Çıkan net sonuç şudur ki, genler kukla ustası ya da plan olmadığı gibi yalnızca kalıtım aktarıcıları da değildirler. Hayat boyunca faaldirler. Birbirlerini açıp kaparlar, çevreye tepki verirler. Rahimde beden ile beynin meydana getirilmesini yönlendirirler, deneyimlere tepki olarak bir zamanlar inşa ettiklerini söküp tekrar yaparlar. Eylemlerimizin hem nedeni hem de sonucudurlar.

Dna'yı Anlamak

Biyolojik organizmada bilgi akışı DNA'dan RNA'ya, oradan da protein parçalarına doğrudur. DNA, hücrelerin nesilden nesle aktarılan uzun dönem hafızasını temsil eder. Proteinler ise hücrenin biçim ve davranışlarını oluşturan yapı parçalarıdır. DNA, hücre proteinlerinin karakterini kontrol eden kaynak olarak ifade edildiğinden, DNA'nın üstünlüğü anlayışının benimsenmesi kaçınılmaz olmuştur.

Bedenimizdeki tüm hücreleri çalıştırmak hiç de basit bir iş değildir. Vücudumuzu çalıştırmak için 100.000 farklı tip proteine ihtiyacımız vardır. Yani davranışların oluşmasını sağlayan hareketlerden DNA değil, proteinlerin elektromanyetik yüklerindeki değişimler sorumludur çünkü bir nöron hücresi harekete geçtiğinde oluşan sinir iletimi sonucunda nörotransmitter dediğimiz maddeler meydana gelir ve bu maddeler davranışa yön verir. Limbik sistem oluşur. Yani beynin en ilkel kısmının kimyasal iletişim sinyallerini topluluktaki tüm hücreler tarafından hissedilebilen duyulara dönüştürebilme özelliğine sahip benzersiz bir mekanizma meydana gelir. Bilinçli zihnimiz bu sinyalleri duygu olarak algılar. Bilinçli zihin, vücuttaki zihni oluşturan hücresel düzenleyici sinyalleri okumakla kalmaz, aynı zamanda sinir sitemi tarafından kontrollü bir şekilde salgılanan düzenleyici sinyallerle görülebilen duyguları da açığa çıkarır. Bu duygu hafızasının oluştuğu aralık hem kendi ebeveynlerimizden getirdiklerimizle hem de özellikle ilk yedi yaş içerisinde hissettiklerimizle oluşan kısımdır. Bu nedenle davranışlarımıza yön veren duygularımızın oluşumu çocukluğa dayanmaktadır.

1990 yılında yapılan, "Mecazlar, Genlerin Rolü ve Gelişimi" adlı bir araştırmada, "Gerektiği zaman genin ifadesini harekete geçiren o genin sahip olduğu ve aniden ortaya çıkan bir özellik değil, genin çevresinden aldığı bir işarettir," denmesi durumu açıklayabilmek açısından oldukça önemlidir.

Bir hücreye besin maddesi getirdiğinizde hücreler hücresel anlamda adeta kollarını açarak bu besinlere doğru yönelirler. Zehirli bir ortam oluşturulduğunda ise kültür hücreleri kendilerini zararlı etmenlere karşı korumak için uyarıdan olabildiğince uzağa kaçarlar. Tüm sinyalleri yayan başlıca kısım, hücre zarında müthiş algılama yeteneğinden başkası değildir.

Genlerle davranışlar arasındaki bağlantıyı ortaya çıkaran önemli hadiselerden biri de Laphrop'un Harvard'la olan bağlantısıydı. Harvard'da çalışmalarını sürdüren bir bilim adamı Laphrop'un bazı farelerini satın aldı ve bir fare laboratuvarı kurdu. Burada, günümüzdeki araştırmalarda da kullanılan saf fare soyları üretildi. Bilim insanları daha en başından farklı fare soylarının farklı davranışlar sergilediklerini fark etmişlerdi. Yani hareketlerimizde soylarımızdan gelen sonuçlar olabilmekteydi. Örneğin, eline aldığı bir fare eğer kobay soyundan ise elini sürekli ısırıyordu. Kısa zaman içinde aynı fiziksel görüntüye sahip farklı bir soy yetiştirdi. Bunun sonucunda saldırganlığın genlerde yazılı olduğuna dair bir kanıt buldu. Ancak karşı bir bilim insanı farklı bir soy yetiştirerek en saldırgan farelerin aslında en sakin soy olduğunu öne sürdü. Durumu farelere yavruyken farklı muamele edilmesiyle açıklayabildi. Farelere erken dönemde müdahale etmek saldırganlığı artırıyordu. Gen etkili olacaksa, çevreyle etkileşim içinde olması gerektiğine dair ilk ipucu buradaydı. Şifrelenmiş genotipten etkilenen fenotipe uzanan yol sosyal gelişim sürecinden geçmekteydi.

Epigenetiği Anlamak

Bu konuların tümünü seven ve daha derinleri de görmek istiyorum diyenler için "epigenetik" kavramına da değinelim. Epigenetik, yani çevrenin genlerin hareketini yönetmesini sağlayan moleküler mekanizmaları inceleyen bilim dalı, bugün bilimsel araştırmaların en hareketli alanlarından biridir. Kelime olarak "genetiğin ötesinde kontrol" manasına gelen epigenetik bilimi, yaşamın nasıl kontrol edildiğine dair inançlarımızı bir hayli değiştirmiştir. Son yıllarda epigenetik araştırmalar, genler tarafından aktarılan DNA taslaklarının doğumda somut bir şekilde mevcut olmadığını ortaya çıkarmaktadır. Demek ki genler tek kaderimiz değildir. Beslenme, stres ve duyguları içine alan çevresel etkiler temel taslakları değiştirmeden genleri değişikliğe uğratabilir ve bu değişiklikler tıpkı DNA taslaklarında olduğu gibi çift sarmal şeklinde gelecek nesillere de aktarılabilir.

DNA molekülümüzün üzerinde genlerimiz mevcut. Genlerimiz adenin, timin, sitozin ve guanin isimli 4 nükleotidden oluşmuştur. DNA'mız o kadar uzun ve karmaşık bir yapıya sahiptir ki, vücudumuzdaki DNA'ları çıkartır ve bunları açıp ince lifler olarak uç uca eklersek buradan Ay'a kadar gidebiliriz! Bu denli uzun DNA molekülünün yaklaşık %1'i genleri içerir. Genlerimizde bu ATSG nükleotidleri değişik şekillerde sıralanır. Bütün insanlığın DNA örneklerini incelersek çok çok az bir farklılık olduğunu görürüz. Bu denli değişik yapıyı oluşturan kısım bu 0.1'lik kısımdır. Bu farklılığı oluşturan kısma polimorfizmler denir. Yani insandan insana değişen nükleotid dizileridir.

Yeni hipotezlere göre biz yaşadıkça, yeni tecrübeler edindikçe veya geliştikçe vücudumuzdaki genleri değiştiremeyebiliyoruz, ancak bunların üzerine değişik diziler ekleyebiliyoruz. Buna metilasyon deniyor. Bu eklenme ile DNA'nın o genetik kısmının çalışmasını değiştiriyoruz. Buna, genin kendini ifade etmesi deniyor. Gen bazen kendini kapatabilirken bazen de tam tersi olarak açabilir. Bu, proteinlerin sentezi ya da RNA sentezi ile oluşur.

Genlerin anlatımları maruz kaldığınız çevresel davranışlara göre değişebilir. Anne karnında başlayan süreç hayatımız boyunca devam eder ve yaşadığımız her şey genlerimiz üzerindeki anlatımı değiştirebilir. Yeni keşfedilen genler ve RNA molekülleri de genlerin anlatımını değiştirebilir. Ayrıca fizyolojik işlevlerimize karar verirken duygularımızı şekillendiren de genlerimizin etkileridir. Dolayısıyla hissettiklerimiz, hissetmeyi öğrendiğimiz anne ve babamıza benzeyecektir. Bu nedenle yeni araştırmalar epigenomik çalışmalar üzerine olmaktadır.

Ezcümle, genleriniz ne kadar iyi olursa olsun, eğer hayatın içerisinde suiistimal, ihmal ya da yanlış algılarla dolu bir yaşam var ise genlerin potansiyellerine ulaşmak mümkün değildir.

Plasebo: "İnancin Biyolojiye Üstün Gelmesi"

Yukarıdaki konuların bir kısmı fazla bilimsel veya ağır olmuş olabilir. Bunun farkındayız. Eğer bu derece kapsamlı ve iddialı bir konuyu bu kadar ayrıntılı olarak ele alıyorsak, derine inmemiz gerektiği içindir... Ama artık çok daha somut, anlaşılabilir ve keyifli konulara gelmiş bulunuyoruz. Genler, DNA ve diğer tüm bilimsel konular ne kadar derin ise plasebo kavramı ve bundan sonrakiler bir o kadar hafif ve anlaşılır konulardır. Plasebo etkisi, bir insanın inancının biyolojisine üstün gelmesidir. Diğer bir ifadeyle inancın ve olumlu düşüncenin henüz hastalıklar ile karşılaşmadan ne denli iyileştirici bir silah olduğunun en önemli kanıtıdır. Plasebo mucizesi sadece hasta olmadan değil, hasta olan bir insanda bile ilaç kullanmış kadar sağlam etkileri bulunan, olayın sadece kafada bittiği psikolojik bir kavramdır.

2002 yılında New England Journal of Medicine'da yayımlanan Baylor Tıp Fakültesi'ne ait bir çalışmada, şiddetli ve halsizleştiren bir diz ağrısı için yapılan ameliyat değerlendirildi. Çalışmanın lideri olan Dr. Bruce Moseley, diz ameliyatının ağrısı olan bu tip hastalara yardım ettiğini biliyordu. Ancak Moseley ameliyatın tam olarak hangi kısmının hastaları rahatlattığını anlamaya çalışıyordu. Çalışmada yer alan hastalar üç gruba ayrılmıştı. Moseley bir grupta tahribata uğramış kıkırdağı kesti. Diğer grupta diz bağını açarak burada enflamatuar, yani yangı olan ve tahribata yol açtığı düşünülen kısmı açarak neden olan etkeni çıkardı. Üçüncü grupta ise sahte bir ameliyat gerçekleştirdi. Hasta uyuşturuldu, standart üç kesi açıldı ve daha sonra standart bir ameliyatta yapılacağı gibi konuşmalar ve hareketlere devam edildi. Ancak hastanın diz bölgesine hiç dokunulmadı. Yaklaşık kırk dakika sonrasında da sanki ameliyat yapılmış gibi kesiler dikildi. Operasyondan sonra tüm gruplara aynı şekilde özen gösterildi ve egzersiz programına alındılar.

Sonuçlar çok şaşırtıcıydı. Tahmin edileceği gibi ameliyatın gerçekleştirildiği gruplarda bir iyileşme gözlendi. Ancak gerçekte cerrahi bir müdahalenin yapılmadığı grup da tıpkı diğerleri gibi iyileşme gösteriyordu. Moseley, eklem iltihabı olan dizler için yılda her biri beş bin dolara mal olan binlerce ameliyatın neticesini şöyle yorumladı: "Benim bir cerrah olarak yeteneğimin bu hastalara herhangi bir artısı yoktu. Dizdeki osteoartrit ameliyatının tek getirisi plasebo etkisiydi." Şaşırtıcı sonuçlar televizyondaki haber programlarında gösterildi. Yayınlanan görüntülerde her gruptan kişilerin ameliyat öncesi yapamadıkları hareketleri yapabildikleri, hatta basketbol oynayabildikleri görülüyordu. Plasebo grubundan olup bugün torunları ile basketbol oynayan kişinin çalışma sonucunda söylediği sözler bu kitabın ana mesajını özetliyor: "Eğer zihninizi kullanırsanız bu dünyada mümkün olmayan hiçbir şey kalmaz. Zihnimizin mucizeler yaratabildiğini biliyorum." Hastalığın kendisi ortaya çıktıktan sonra bile inanış, yani plasebo etkisi iyileşmede böylesine etkili sonuçlar ortaya koyuyorsa, hasta olmadan bu fikri biliyor olmak sizce nasıl sonuçlar verir?

Plasebo çalışmaları sonucunda öğrendiğimiz en önemli durum zihninizi kullanmaksa, o zaman zihni nasıl kullanmamız gerektiğini toplum olarak sorgulamalıyız. Toplumsal etkilerle oluşturduğumuz bazı inanışlar hastalıklarımızı hızlandırmakta ve enfeksiyonların çoğalmasına neden olmaktadır. Örneğin grip bu hastalıkların parmakla gösterilecek ilk etkenidir. Kış aylarına girerken grip mikrobunun herkesi etkilediğini görmek ve bunun kesin olarak size de bulaşacağını düşünmek bağışıklık sistemini bu anlamda zayıflatıyor ve mikrobun vücudunuza girişini kolaylaştırıyor. Grip en masumları olsa da, kanser gibi ölümcül olduğu düşünülen bazı hastalıkların ilk yıkım yerinin hekimin hastaya hastalığını söylediği an olduğu düşünülür. Bir vücudun muhteşem mekanizması ile ilk yaptığı işlem sürekli olarak dengeyi korumaktır. Örneğin sıcak nedeniyle tansiyonunuz düşer ve o an kalp yeterli kanı siz ayaktayken pompalayamadığından bayılmanızı sağlar. Bu baygınlık ile yere düşer, düz pozisyonda yatmaya başlarsınız. Yattığınız anda kan akışınız kalbi daha az yorarak sistemi dengeye sokmaya çalışır. Tüm hastalıklarda da aslında bu muhteşem mekanizma çalışır. Homeostazis dediğimiz denge sistemi hem insan vücudunun hem de yaşamın temel yasasıdır. Bu mekanizmayı en çok bozan duygusal sistem stres etkenidir çünkü stres geldiğinde vücut ona vereceği tepkilerle uğraşırken hastalıkla savaşı geri plana düşer. Hastalık haberini aldığınız an hayatınızdaki en önemli stres anlarından biri olduğundan, doğal olarak vücut temel prensibini çalışamaz hale getirerek hastalığın ilerlemesinin yolunu açabilir. Kanserin ölümcül olduğu düşüncesini ve hatta deneyimlerini taşıyan birine, "Sen kansersin ve üç aylık ömrün kaldı," dendiğinde o kişinin yaşadığı stresi düşünebiliyor musunuz? Hastanın karşısında vücudun her noktasını ezbere bildiğini söyleyen bir hekim vardır ve onun koyduğu bu yaşama sınırı kişi üzerinde yoğun bir strese neden olmaktadır. İşte bu da plasebonun inanca dayalı ters işleyişine müthiş bir örnektir.

Toplumsal olarak hastalıkların yegâne nedeninin vücudumuzdaki makine işleyişine ait problemler olduğu algısından vazgeçmeliyiz. Doktorundan hastasına kadar her bir bireyin "insan" olduğunu ve duygusal bir yapıya sahip olduğunu düşünerek hareket etme zamanımız çoktan geldi de geçiyor. Birçok insanın bu ve benzer anlarda yaşadığı travma etkilerinden uzun süre kurtulamadığını gözlemliyoruz. Özellikle doğum anlarında yaşanan beklenmedik etkilere karşı verilen ani tepkiler annenin strese girmesine ve hızla farklı doğum şekillerine geçmesine neden olabiliyor. Bu durum da bebekte huysuzluk, kolik, uyku ve beslenme gibi sorunlara yol açabiliyor. Birçok kişide bu gibi duygusal tepkilerden ortaya çıkan sorunlarla karşılaşıyoruz.

Ani değişen duygu durumlarından kaynaklanan bir hastalığın veya vücudumuza dair herhangi bir haberin iletimi büyük önem arz etmektedir. Böylesi bir haberi naklederken gösterilecek azami özen, bugün zihnimizi yönetmenin en önemli anlarından biri olarak karşımıza çıkıyor.

Hastalık ve Beyin İlişkisi

Vücudumuzda çevreden aldığımız uyaranları yöneten iki alan vardır. Bunlardan ilki beyin, ikincisi ise endokrin sistemidir. Endokrin kısmında hormonlar çalışıyor. Hormonların emri beyin tarafından verilse de kimi zaman davranışlar da hormonları etkileyebiliyor. Beyin ise dış dünyayı algılarla ilişkilendiriyor. Çevreden aldıklarımız ile hormonlarımız salınıyor, hormonlarımız salındığı için davranışta bulunuyoruz. Yani bu iki yönlü bir ilişki. Kimin kimi etkilediği ise çocukluğumuzda yatıyor çünkü kimden ve neyden etkileneceğimizi belirleyen, alışkanlıklarımızı gösteren en önemli çevresel uyaranlar genlerimizin de kaynağı olan ebeveynlerimiz. Davranışlarımızın altında yatan niyet sürekli hücrelerin içerisinde aranıyor. Ancak bu davranışların beynimizden mi yoksa merkezi kalp olan ruhumuzdan mı geldiği hâlâ bir muamma.

Bugün dürtülerin bizi bazı fikir ve davranışlara ittiğini biliyoruz. Henüz bilimsel ispatı olmadığından dürtü kuramı görmezden gelinebiliyor olsa da, aksi ispatlanamadığı sürece doğruluğunu kabul edenler de oldukça fazla. İlerleyen yıllarda hormonların ve duygusal etkilerinin yeni keşifleri ortaya çıkacaktır.

İnsan duygusunun düşüncelere, düşüncelerin duyumlara, duyumların davranışlara dönüştüğünü biliyoruz. Kısacası bir insan bir durumu önce hisseder, ardından duygularına uygun düşünceler oluşturur. Bu düşünceler davranışlarını etkiler ve hatta zihin bir dönem sonra sürekli yaptığı davranışlar ile birlikte otomatikleşir. Davranışlar düşünceleri de etkileyerek kendi içinde bir değişime girer. Bu nedenle çocukluk çağımızdaki duygusal algı haritamızın yoğunluğu yaşamımız adına çok önemli sırlara ev sahipliği yapabilmektedir.

Hastalıkların duygusal sebeplerinden bahsederken neden-sonuç ilişkisi her zaman yeterli gelmeyebilir çünkü algımızı yöneten duygu ve düşünceler her insanın kendine özeldir. Bu nedenle psikoloji öznel bir bilimdir. İnsanlar geleceğe baktıklarını söyleseler de geçmişe bakarak karar verirler. Geçmiş, kararlarınızı daima etkiler. Asıl etken ise olaylarla kurduğunuz ilişki ağıdır.

Beyin dediğimiz ve davranışlarımızın merkezi olarak kabul ettiğimiz muhteşem organımız milyarlarca sinir hücresinden oluşuyor. Bir sinir hücresine nöron denirken, insanı davranışları ile keşfetme çabasında olan insanoğlunun bugün her bilimi nöronlar ile bağdaştırması buradan geliyor. Beynimizdeki sinir hücresi olan nöronlar birbirleriyle konuşuyor ve nerede yetiştiğimiz, hangi okulda okuduğumuz ve kimlerle arkadaşlık ettiğimize bağlı olarak yeni bağlantılar kuruyor. Bu bağlantılarla da duygularımız oluşuyor. Bilim hâlâ düşüncelerin ve duyguların beynin hangi nöral ağlarında yeşerdiğini bulmaya çalışıyor. Ancak ne yazık ki her durum her insanı aynı yönde ve aynı derecede etkilemediğinden zihin ya da ruh gibi elle tutulamayan özleri ispatlamakta zorluk çekiliyor. Bu noktada bilgileri tam olarak isteme ile girdi ve çıktıyı ona göre değerlendirmek insanı tekdüzeleştiriyor. Ancak insanlarda girdi ve çıktı her zaman aynı değil. Bu nedenle insan olmak bilimsel açıdan ispatlanabilir bir şey olmaktan çok uzakta, zihin-beden-ruh üçlüsünün etkisindedir. Bilim, insanın tüm şeceresini çıkartacak kadar detaylı bir araç değildir çünkü insan karmaşık bir yapıdır ve anlaşılması için farklı öğretilere ihtiyaç duyulmaktadır. O nedenle aynı olaydan bile farklı şekillerde etkilenebilen insanın nevi şahsına münhasır oluşunu kabul etmek bilimsel ilerleme açısından yerinde bir davranış olacaktır.

Bazı insan davranışlarının beyin ile gösterilmesi mümkündür. Sinir sistemi tam olgunluğa erişmeden dünyaya gelen insan hakkında bu yönde birkaç örnek vermek mümkün. Sinir sistemi çevreden gelen uyaranların etken olduğu şekilde büyümeye devam eder. Bu nedenle genetik kodlara ek olarak çevresel uyaranların da zekâ üzerindeki etkisi büyüktür. Özellikle üç yaşına gelene kadar çocuğun dış çevreden aldığı uyaranlar sayesinde beynin büyümesi, yeni nöral bağlantıların oluşması, oluşan nöral ağlarla her beyinde farklı bir nöron görüntüsü olması insanın kendine özgü ve biricik olduğunun ilk kanıtıdır.

Doğduğumuz andan itibaren getirdiğimiz mizaç sayesinde insan her duygu ya da davranış öğretisini aynı şekilde anlamayabilir. Bu nedenle her insanda öğrenmeyi oluşturan dentrit dikenleri farklı olabilir. Oluşan bu dentrit dikenleri yepyeni bir nöral ağ meydana getirebilirler. Öğrenme sadece formül ile gerçekleşmediğinden, öğrenilecek davranışa ait bir duygu durumu ile birlikte herkeste farklı duygularla yeni bir beyin oluşur. Öğrenmenin yalnızca bilişsel bir süreç olduğu düşünülürken duyguların katıldığı öğrenmenin daha etkili olduğu bulunmuştur. Örneğin şaşırma, sevinç ya da üzüntü ile gelen bilginin unutulması her zaman daha zordur. Bedene sirayet eden duyguların zihni etkilemesi, birlikte çalıştıklarını gösterir. İnsan, beynin gelişiminde anne ve babanın ilk etken olduğu çevresel tutum, doğuştan getirilen genetik kod ve mizacın toplamıdır. Bu yüzden eşsiz, benzersizdir. Sinir sistemi de bu biricikliğin en büyük ispatlarından biridir, fakat günümüzde bunun bilimsel ispatını tam olarak yapabilmek oldukça zordur.

Hayvan ile İnsan Arasındaki Fark

İnsanı insan yapan özellikleri anlatırken insanı diğer canlılardan ayıran en önemli farklılıkları da ele alalım istedik. Böylelikle insani özelliklere dayalı tüm duyguların biyolojimize nasıl etki ettiğini, ne tür hastalıkları ortaya çıkardığını daha iyi anlayabiliriz.

İnsan ile hayvan beynini kıyaslarken esas amaç bizi insan yapan özeliklerimizi daha da vurgulamak, insani özelliklerimizin avantaj ve dezavantajlarını gözler önüne sermektir. Bizi diğer canlılardan ayıran duygularımız doğru değerlendirildiğinde hayat kalitemizi yükseltirken, olumsuzluklara maruz bırakıldığında büyük yıkımlara neden olabilir. Karşılaştırmaya, insanı diğer canlılardan ayıran ve bir anlamda duygularımızın ana kaynağı olan beynimizden başlayalım.

Hayvanlarda beynin en fazla %25'i kadar olan ön bölge, yani frontal kısım insanlarda %40 büyüklüğündedir. İnsanı diğer canlılardan ayıran en önemli kısmın burası olduğunu söyleyebiliriz çünkü ön beyin bölgesi sayesinde yapabildiklerimiz gerçekten hayret verici. Dikkat verebilme, yoğunlaşabilme, kendimizi başkasının yerine koyabilme, oluşan sonuçlara bakarak çıkarımda bulunabilme, problem çözebilme, amaca uygun program ve plan yapıp olumsuz sonuçlardan kaçabilme, alternatif sosyal planlar hazırlayıp deneyimlerden yeni şeyler öğrenebilme ve en önemlisi de soyut düşünebilme hep ön beynin maharetleri. Beynin bu kısmı yeterli olgunluğa yaklaşık yirmi bir yaşında erişir. O zamana kadar hâlâ gelişmeye açıktır.

Akıl yürütme, hayvanla insanı birbirinden ayırır. Frontal (ön) korteks ahlaki kuralları takip etmek, gelecek ve geçmişi düşünebilmek, hazları öteleyebilmek gibi görevler sağlıyor. Dolayısıyla bu bölgenin gelişime açık olduğu yaşlarda öğrendiğimiz davranışların temelinde bulunan duygusal yapı büyük önem taşıyabilir. Örneğin kişilik bozukluğu olan bir babanın her olayda sergilediği şüpheci yaklaşım çocuğun da hayata dair şüpheci tavırlar takınmasına neden olabiliyor. Çocuğun bu kişilik özelliğini genlerle mi yoksa görerek ve öğrenerek mi oluşturduğu hâlâ ispatlanabilmiş değil. Buna genlerle aktarım diyenler olsa da, kişinin ilgili davranışları en yakınındakilerden öğrenmesi, beynin de duruma göre şekillenebildiğinin kanıtı olabilir.

Çocuk beyni ile erişkin beyni arasındaki fark, öğrenen tabaka olan korteksin en gelişmiş olduğu âna gelmesiyle oluşur. Bir durum ya da bir davranış ifade edildiğinde çocuk şematik olarak düşünür ve sadece söylediğiniz durumu algılar. Beyin görüntülemelerinde de o bölgenin çalıştığı görülür. Görsel bir şey ise görsel alanı, eğitici bir şey ise didaktik alanı çalışır. Başka alanlarla bağlantı kurmaz. Fakat bir durum ya da duygu yetişkine yaşatıldığında geçmişten gelenlerle gelecekte yaşanma ihtimali olanlar şu an ile karışır, ortaya yepyeni bir durum çıkar. Yetişkinlere beyin görüntüleme cihazlarında bir durum yaşatıldığında görsel, algısal ya da didaktik alanların birbirini tetiklediği gözlemlenir.

Dünyaya geldiğimizde eğitilmesi gereken ilk organ beyindir. Doğumdan sonra genetik olarak getirdiğimiz kısım limbik sistemdir ve ilkel beyin olarak adlandırılır. Bir bebek doğduğunda beynin kolektif olarak getirdikleri dışında bir düşünce ya da durum yoktur. Beyin görüntülemelerinde bebeklerin sadece emiyorsa o alanın, annesine dokunuyorsa o alanın çalıştığını görüyoruz. Ancak yetişkin bir insan yemek yiyorsa birden fazla hareketin ve düşüncenin de dahil olduğu alanların aynı anda çalıştığı gözlemlenebiliyor. İnsanoğlu ilk başta sadece sezgileri ve içgüdüleriyle hareket eder. Acıktığını düşündüğü için değil, acıktığını hissettiği için yemek yer. Aynı şekilde annesi ile simbiyotik bir ilişki içinde bulunması neticesinde annesi kaygılandığı için strese girer. Kendisine dair bir kaygısı yoktur çünkü kaygı, bir düşünce eylemidir, ancak bebekte düşünce eylemi olmaz. Anneden hissettiği kaygı sonucunda kolik durumlar ve emmeyi reddeden davranışlarla dengesinin bozulduğunu belli etmeye çalışır.

Çocukların hasta olmalarının bir sebebi elbette genlerindeki bozukluk olabilir, ancak bu genleri harekete geçiren, düz bir duygu ya da davranış ile bu duyguyu yaşamasıdır. Örneğin sedef hastalığının çocuk genlerinde olması çocuğun geçmiş soyunda bu travmanın varlığını gösteriyor olabilir. Hayatına dair ilk "korunmalıyım" durumu yaşadığında rahatsızlık başlayabilir.

Hayvanlara ait hastalıklarda da hislerin devreye girdiği bilinen bir gerçektir. Aynı şekilde onların da organları sahiplerinin davranışlarından etkilenirken, beyne ait frontal bölgenin daha az gelişmiş olması ile düşünme ve anlamlandırma yetileri yoktur. Sadece hissederler ve buna tepki olarak hastalıklar oluşur.

Seri katillerin çocukluklarında fizyolojik olduğu gözlemlenen bir travma olabilir. Bu kişilerde korku ve kaygının görülemediği gözlemlenmiştir. Aynı zamanda kanlarındaki trigliserid miktarı da düşüktür. Stres hormonu oluşmaz. İlk beyin bölgelerinde, yani insanı hayvandan farklılaştırdığını belirttiğimiz ön lob ve amigdalada yıpranma vardır. Elbette genetik olarak yatkınlıkları bulunabilir, ancak daha doğumdan itibaren olumlu çevresel uyaranlardan yoksun kalınması, kişinin ön loblarının gelişmesinde sıkıntı yaşandığını göstermiştir diyebiliriz. Yani insan olarak daha çocukluktan itibaren geç olabilecek bir duruma maruz kalırsak bunun izlerini bir şekilde mutlaka taşıyoruz.

Çocuğunuzun yaklaşımlarını kabul eder ve davranışlarını onaylarsanız zekânın gelişimine %50 oranında katkıda bulunmuş olursunuz. Ders çalışırken ona bir an bakmanız ve onu başınızla onaylamanız bile bu etkiye olumlu katkıda bulunur. O halde zekânın sadece genetik aktarımla değil gelişmeyle devam ettiği, yaşamın ilk yirmi bir yılında maruz kalınan duygusal girdiler ile de oluştuğu söylenebilir. Buna davranışları, dolayısıyla kişiliği de ekleyebiliriz.

Beyin ile vücut arasında tek taraflı bir ilişki olduğunu düşünmek bizi yanıltır. Beyin bedeni etkilediği gibi bedendeki hareketler de beynimizi etkiler. Yani nedenler sonuçları etkilerken sonuçlar da nedenleri tetikleyebilir. Örneğin belli bir zaman gülümsediğinizde beynin de kendini mutlu hisseden mekanizması çalışmaya başlıyor. Ya da "superwoman" hareketi denen eller belde, ayaklar tam açık pozisyondaki güçlü duruşu iki dakika yaptığınızda beyninizde testosteron miktarının arttığı, kortizol oranının düştüğü görülüyor. Yani testosteron maddesinin getirdiği güç hissi ile birlikte kendinize güveniniz artabiliyor, stres anlarında etkili olan kortizol ise düşebiliyor. Beynimizin hem vücudumuz hem çevremizle düşündüğümüzden çok daha derin ilişkilere sahip olması bizi evrende bir kez daha benzersiz hale getiriyor. Sonuç olarak insanı diğer canlılardan ayıran tüm özelliklerimiz, genetik yapımız, beynimiz ve hayatımızda yaşadığımız her olay bir şekilde bize önceden sinyaller veriyor. Dolayısıyla duygusal nedenlere dayalı hastalıklar gelip kapıyı çalmadan hayatımızda onların izlerini görebiliyoruz. Hayatımızı bu gözle doğru okursak bir şeylerin önünü kesebilir, önlemini alabiliriz diye düşünüyoruz.

Anne Karnı ve Çocukluk Yılları

Vücudumuzda, her biri yaşamın devamı için son derece önemli iki farklı korunma sistemi vardır. İlk sistem dış tehditlere karşı korunmayı başlatır. Bu sisteme HPA ekseni adı verilir. (HPA: Hipotalamik pituiter, böbreküstü bezi) Ortamda tehdit olmadığında sistem aktif olmaz ve gelişim devam eder. Ancak ortamda tehdit ile karşılaşma ihtimali hissedildiğinde beyin hipotalamus pituiter beze, yani hipofize sinyal gönderip yaklaşık 50 trilyon hücrenin harekete geçmesi için emir verebilir.

Bu bezin çalışması ile böbreküstü bezine giden sinyal vücudu "savaş ya da kaç" kodu üzerine programlar. Stres hormonlarının vücutta oluşturduğu bu tepki vücudun bütün mekanizmasını değiştirir. Öyle ki, çocukluk çağında travmalar yaşamış bir bireyde bu bezin çalışması altı kat daha fazladır çünkü uzun süre yoğun strese maruz kalındığından vücut o anlara karşı duyarlı hale gelmiştir. Ancak bu sefer de vücut bağışıklık sistemi hastalıklarına daha yatkın bir hal almıştır. Stres etkenine yoğun bir şekilde maruz kalan çocuklarda IQ düzeyinin daha düşük olduğu gözlemlenir. İkiz çalışmalarında IQ'nun genetik etkisinin %48 oranında olduğu doğrulanmıştır. Anne ve babanın genlerinin karıştırılmasının sinerjik etkileri göz önüne alındığında, kalıtım yolu ile edinilen zekâ oranı %34'lere kadar düşmektedir.

Yaşımız büyüdükçe IQ'muz üzerinde aile geçmişimizin etkisi azalmakta, genlerimizin belirleyiciliği artmaktadır. Bir Batı toplumunda "ortak çevrenin" IQ'daki katkısı sayısal olarak yirmi yaşın altındaki insanlar için yaklaşık %40 iken, daha büyük yaş gruplarında sıfıra kadar düşer. Bunun aksine IQ'daki çeşitliliği açıklamakta genlerin katkısı be-

beklikteki %20 oranından çocuklukta %40'a, yetişkinlikte %60'a, orta yaşını geçmiş kişilerde ise %80'e kadar çıkabilir. Kısacası genler sizi hayatın en başında zeki yapmaz, öğrenmekten hoşlanmanızı sağlar. Bundan hoşlandığınız için o işe daha fazla mesai harcarsınız. Doğa, yetiştirme mefhumu üzerinden etki eder. Çevre, küçük genetik farklılıkları büyütür. Atletik çocuğu ödüllendirileceği sporlara yönlendirirken meraklı çocuğu ise ödüllendirileceği kitaplara iter.

Vücuttaki ikinci korunma sistemi ise bağışıklık sistemidir. Dışarıdan gelen virüs ve bakteri gibi maddelere karşı savaşır ve savaşma ânında vücuttaki enerjinin çoğunu tüketebilir. Grip ya da soğuk algınlığı geçirdiğinizde ilk hissettiğiniz yorgunluğu hatırlayın.

Özellikle HPA ekseninin çalışmasını harekete geçirmek düşünebilmenize de engel olur. Düşünme ve mantık işlevlerini yürüten merkez olan ön beyinde gerçekleşen bilgi işlem, arka beyin tarafından kontrol edilen refleks aktivitesinden daha yavaştır. Ayrıca hormonlar beynin prefrontal kısmındaki aktiviteyi de yavaşlatır. Bilinçli ve istekli bir şekilde yapılan eylemlerin merkezi olan prefrontal korteks acil bir durumda komutayı arka beyne verir. Daha ilkel olan arka beynimiz, yani limbik sistemimiz hayatta kalmaya programlıdır. Bu durumun tekrarlanıyor olması anlık olarak bilincin, farkındalığın ve zekânın azalmasına neden olduğu gibi sık tekrarlar da beynin gelişimini olumsuz etkiler.

İlk 3 yaş döneminde beynin büyümesi devam ederken çocuğun sevgisizliğe maruz kalması beyninin yapısını değiştirmektedir. Genlerden zekâ geni gelse de çevresel olarak stres içeren davranışlara maruz kalmak beyin yapısında değişikliğe yol açar.

HPA sistemi stres durumlarında kaçmak için mükemmel bir mekanizma olsa da bu sistemi sürekli aktive etmek zararlı etkiler oluşturur. Geçmişte doğada var olan sorunlara göre hayatta kalmak için savaşma tepkisi geliştiren beyin için günümüzde yaşadığımız şehir ortamı sürekli stres üretimini artıran bir ortam teşkil etmektedir. Sürekli hale gelmesi, bizi insan yapan prefrontal korteksimizin küçülmesine ve aktivitesinin azalmasına neden olur. Haz merkezi olan limbik sistem ile yaşamımıza devam etmek modern insan için daha zordur. Çocuklarımızın insanı insan yapan kısmını geliştirmek için çabalarken onları strese maruz bırakmanın sonuçlarını yok saymamak gerekir. Özellikle doğum öncesi dönemden itibaren etkilendiği yeni çalışmalarla gösterilen beyin, anne karnında dahi strese tepki göstermektedir. Dr. Peter W. Nathanielsz, Rahimdeki Yaşam: Sağlık ve Hastalığın Başlangıcı adlı kitabında, "Rahimdeki yaşam kalitesi, oranın doğumdan önceki geçici yuvamız olması nedeniyle hayatımızın ilerleyen dönemlerinde karşımıza çıkabilecek kalp damar hastalıkları, felç, şeker hastalığı, obezite ve daha birçok hastalığa olan yatkınlığımızı belirler," demektedir. Son zamanlarda yetişkinlerle alakalı olarak osteoporoz, ruh hali bozuklukları ve psikozları da içine alan birçok kronik bozukluğun doğum öncesi dönemde ve ilk çocukluk çağındaki gelişimle çok yakından ilgili olduğu ortaya çıkmıştır. İlerleyen sayfalarda bu sayılan hastalıkların stres etkeni ile verilen tepkiye karşı oluşturulan kişilikler olduğunu göreceksiniz. Örneğin şeker hastalığının duygusal etkisi dirençli bir birey olmaktır. Ve stres anlarında dahi direnç gösteren bireylerin bu davranışı anne karnında öğrenmiş olması muhtemeldir.

Anne karnındaki kortizol seviyeleri aynı zamanda böbreklerin süzme birimlerinin, yani nefronların gelişmesini düzenleyici işleve sahiptir. Bir nefronda bulunan hücreler vücudun tuz dengesini sağlar ve dolayısıyla kan basıncını kontrol ederler. Stresli bir anneden alınan aşırı miktardaki kortizol, bebekteki nefron oluşumunu değiştirir. Bunun yanında bağlanma sürecinde ilk iki yıl emzirilmek ya da emzirmenin asıl önemli psikolojik tarafı olan ten temasının sağlanmasının da böbreküstü bezlerinin gelişiminde büyük rol oynadığı bilinmektedir.

Rahimde istenen düzeyin altındaki koşullar normalden daha küçük bebeklerin doğmasına neden olur. Doğduğunda küçük ve zayıf olan erkeklerin bünyelerinde altmış yaşına geldiğinde şeker hastalığının ortaya çıkma ihtimalinin üç kat fazla olduğu bilinmektedir.

Doğum Öncesi Çevre

Doğum öncesi çevrenin hastalık oluşumlarında oynadığı önemli rolün farkında olmamız bizi genetik kadercilik üzerine yeniden düşünmeye itiyor. Bu, çalışılması güç olsa da bize yavaş yavaş done sağlayan bir alandır. Daha sonra da bahsedecek olduğumuz bu alan hakkındaki şu sözler oldukça çarpıcıdır: "Rahimdeki şartların yaşam boyunca sağlıklı olup olamayacağımızı belirlediğini gösteren kanıtlar en az fiziksel ve zihinsel açıdan hayatta nasıl bir rol alacağımızı belirleyen genlerimiz kadar önemlidir. Gen miyopisi şu anki sağlığımızın ve kaderimizin tamamen genler tarafından kontrol edildiğini iddia eden görüşü tanımlamak için kullanılan bir terimdir. Gen miyobunun –kaderciliğin aksine– rahimdeki yaşam mekanizmalarını anlayarak çocuklarımız ve onların çocuklarının yaşamlarının daha en başından güzel olmasını sağlayabiliriz."

Sistem aslında kusursuz çalışmaktadır. Doğduğunda anne ve babasının olduğu ortama gelecek olan bebek daha anne karnından itibaren o ortama uygun olarak şekillenmeye başlamıştır. Ebeveynin çevresini algılama yolu ile edinilen bilgi plasentaya aktarılır ve bebeğin fizyolojisi bu ortam için hazırlanır. Bu şekilde bebek doğumdan sonra karşılaşabileceği acil durumlarla daha etkili bir şekilde mücadele edebilir.

Konu hakkında çok çarpıcı bir araştırma bulunmaktadır. Cambridge Üniversitesi'nde Simon Baron-Cohen'in öğrencisi olan Svetlana Lutchmaya, on iki aylık 29 kız ve 41 erkek bebeği filme aldı. Bebeklerin, annelerinin yüzüne ne sıklıkla baktığını inceledi. Beklendiği gibi kızlar oğlanlara göre anneleriyle daha çok göz teması kuruyordu. Daha sonra bebeklere anne karnındayken amniyosentez yapılarak gebeliğin ilk üç ayındaki testosteron seviyesine bakıldı. Testosteron seviyesinin erkek çocuklarda daha fazla olduğu görüldü. Ayrıca testosteron seviyesi ne kadar fazla ise bir yaşındaki bebek anneyle o kadar az göz teması kuruyordu. Son araştırmaların ortaya koyduğu bir başka sonuç da otizmli çocukların hiç göz teması kurmadığı ve anne karnında yüksek testosterona maruz kaldığıydı. Gen etkisi olmadan hormonal etkiye maruz kalmış bir insanın davranışları bu şekilde etkileniyordu.

Genetik olmayan özelliklerin nesilden nesle aktarımının mümkün olduğunu gösteren epigenetik bilimi nesiller boyunca yaşanan travmaların nedenlerini de ortaya çıkarabilir. Örneğin Hitler sonrası Almanya'sında doğan birçok çocuğun önceki nesillerin gösterdiği travmaları tekrarladığı bilinmektedir. Prof. Dr. Vamık Volkan, Nazi Mirası adlı kitabında Hitler'in ölüm kamplarında odalara zehirli gaz basan bir subayın torununun yıllar sonra ameliyat olacağı zaman oksijen maskesi takarken yaşadığı zorlukları anlatmıştı. Günümüzden yüzyıllar önce bu nazariyeyi dile getiren Lamarck ne yazık ki 18. yüzyıl bilimsel çevreleri tarafından taşlanmıştı.

Kişilerin çevresel şartlara tepkili olmaları ve bebeklerin doğumdan önce anneleri tarafından fark edilmesi, çevreye uyumlu hale gelmeleri için yapılan iç hazırlık genetik ve fizyolojik gelişimlerinin optimize edilmesini sağlar. Eğer bu bilgiyi kullanırsak bebeği ilk zamanlarında koruyabiliriz çünkü bebeğin gen yapısını etkileyen en önemli faktör anne ve babanın sosyal dünyasıdır. Genlerin ifadesi zihinsel aktiviteyi oluşturan sinirsel yolları oluştururken nöronların birbiriyle nasıl bağlanacağını belirler. Uygun çevreye sahip çocukların beyin gelişimleri daha iyi gider, yani gen yaşamınızın başladığı anne karnındaki süreç tek başına etkili değildir; çevresel faktörler gen değişimine neden olabilir.

Beyin ve Frekanslar

İnsan beyni dünyaya gelişinden iki yaşına kadar temel olarak delta dalgaları (0,5-4 hz) olarak bilinen en düşük frekansta çalışır. İki-altı yaş arasında ise teta dalgaları (4-8 hz) olarak bilinen ve deltadan daha yüksek bir frekansta çalışır. Bugün hipnoz yapılırken kişinin beyin çalışma mekanizması yedi yaş üstünde kullandığı beta dalgalarından delta ve teta düzeyine düşürülmeye çalışılır çünkü bu düşük frekanslar daha kolay öğrenir ve programlanabilir haldedir. Diğer bir teori ile bilinçdışının oluştuğu bu dönemlerde öğrenme ve programlanma kolaydır. Ancak büyüdükçe beynimizin yaydığı frekans aralığı öğrenmeyi zorlaştırır. Bu sadece bilgi değil, yaşamımıza etki edecek olan davranışlar için de geçerlidir. Davranış bir durumun tekrarlanması ile elde ediliyorsa, o zaman bu davranışı yaparken tekrar eden yalnızca hareket değil, aynı zamanda duygu durumudur ve bu duyguyu barındıran davranış desenleri kişiliğimizi oluşturur. Bu süreçte bizi birinci derecede etkileyen kişiler olan ebeveynlerimizin sözleri ve davranışları inançlarımıza dönüşür. Saniyede yirmi milyon çevresel uyarıyı işleyebilen bilinçdışı, aynı saniyede kırk çevresel uyarıyı işleyebilen bilince göre çok daha hızlıdır. Bilinen en güçlü işlemcilerden biri olan bilinçdışı hem çevreyi hem de vücudun içsel farkındalığını gözlemler, çevreden aldığı ipuçlarını okur ve daha önceden edinilmiş davranışları harekete geçirir. Üstelik tüm bunları bilincin hiçbir yardımı, denetlemesi ve farkındalığı olmadan yapar.

Yapılan araştırmalar, ebeveynlerin döllenmeden önceki aylarda çocuklarının oluşumu için genetik mühendisler gibi çalıştıklarını gösteriyor. Yumurta ve sperm gelişiminin son evrelerinde, genomik etki adı verilen bir süreç ileride çocuğun karakterini şekillendirecek belirli gen gruplarının aktivitelerini düzenliyor. Genomik etki sürecinde anne ve babanın hayatında meydana gelen olaylar doğacak çocuğun zihninin ve vücudunun gelişiminde çok büyük etkiye sahip. Çoğu insanın kendini hiç hazır hissetmeden çocuk sahibi olması düşüncesi şu an için korkunç geliyor. *Bir Annenin Doğuşu* adlı bir önceki kitabımızda yeni nesil rezonans cihazlarının bunları ölçebildiğini ve hastalıkların kaynağı olan travmatik zamanları belirleyebildiğini anlatmıştık.

Ebeveyn Olmadan Önce: Döllenmeden İtibaren Çocuğunuzu Yetiştirmek isimli kitapta da bu konuya dair hayli çarpıcı cümleler vardır: "Sevgiyle, nefretle ya da aceleyle gebe kalınması ya da annenin gebe kalmak isteyip istememesi çok büyük fark yaratır. Bağımlılıklardan uzak, aile ve arkadaşları tarafından desteklendikleri, sakin ve durağan ortamlarda yaşayan anne ve babalar çok daha iyidir. Pek çok kanıt bebeğin daha anne karnındayken de annenin duygu durumunu hissettiğini ve buna göre beyin gelişiminin sağlandığını gösterir." Nitekim, Avusturalya'daki Aborjinlerin bu gerçeği yüzyıllardır bildiklerini, bebek sahibi olmadan önce yaptıkları arınma törenlerinden anlıyoruz.

Beynin Ne Der?

Yapılan son araştırmalara göre gezegendeki en sinirli hayvanlar arasında gösterilen Habeş maymunları bile genetik olarak vahşi olmaları için programlanmamışlar. Üzerinde çalışma yapılan bir Habeş maymunu grubunda, erkek maymunların turistlerin bıraktıkları çöplerden aşırdıkları bozulmuş etleri yedikleri için öldüğü fark edildi. Ardından grubun yapısı yeniden oluşturuldu. Gözlemler dişilerin geriye kalan ve daha az sinirli olan erkeklerin işbirliğine yönelmelerine yardım ettiklerini ve bu şekilde topluluğun huzurunun kazanılmasını sağladıklarını gösterdi. Demek ki çevresel müdahale olmadan sinirli olmak söylendiği kadar mümkün değil. Öfke ve korku gibi olumsuz duygular genlerinizle geçse bile çevrenin önemi yüksektir, ayrıca uyum için tekrar değişim mümkündür.

Çocukluk dönemi travmalarına sahip insanların kan değerleri ölçüldüğünde stres hormonu olan kortizolün altı kat daha fazla olduğu gözlemlenebilir. Bu kişilerin ilerleyen yaşlarda da strese karşı daha duyarlı oldukları ve her stres ânında daha fazla kortizol ürettikleri ölçülebiliyor. Travma sonrası stres bozukluklarında beynimizin aslında ilkel bölgelerinden biri olan amigdala çalışarak korku duygusu ile bizi esir alıyor ve vücuttan serotonin çekilirken, bütün vücutta kortizol seviyesi yükseliyor. Travmamızı hatırlatan her anda ilgili durum tekrarlıyor ve stresli anlara karşı aşırı duyarlı hale gelmiş oluyoruz.

Kortizolün getirdiği bir duygu durumu da öğrenilmiş çaresizliktir ve stres anlarında kendimizi güçsüz hissetmemiz belki de buradan kaynaklanmaktadır. Çocukluk çağından itibaren öğrenilmiş çaresizlikle baş etmeye çalışan insanoğlunun davranışları da elbette buna göre olacaktır. Bu durum ne yazık ki kortizolün büyük önem arz ettiği otoimmün hastalıklara yakalanma ihtimalinin artmasına da sebep olabilir.

Çocukluk travmalarında singulat dediğimiz bölgenin küçüldüğü görülebilir. Singulat, karar vermemizde rol oynayan önemli bir alandır. O halde çocukluk travması olan birinin doğru karar verme yetisi de önemli ölçüde azalır. Bu durum, bedenin ve zihnin bir bütün olarak çalıştığının örneklerindendir.

Östrojen ve testosteron, hücrenin çekirdeğine etki edebilen son derece güçlü hormonlardır. Vücutta farklı etkiler meydana getirebilirler. Örneğin vücuttaki testosteron oranı yüksekse elin 4. parmağı, östrojen oranı yüksekse 2. parmağı daha fazla büyür. Testosteronu yüksek olan kişi daha dürtüseldir. Östrojenin davranışlara etkileri iyi bir konuşma ve akıcı bir bellek oluşmasını sağlarken, depresyon ve anksiyetede artış meydana getirebilir. Bu nedenle genin de okuma desenini değiştir. Östrojen daha sözel yanıtlar vermenizi sağlarken testosteron üç boyutlu davranışları daha pratik şekilde yapmanızı sağlar. Araba park etmek, futbol maçı yapmak gibi işlerde erkeği yetenekli kılan davranışlar, desteğini buradan almaktadır.

Testosteronun varlığı bile, erkeklerin aksiyon hareketlerine yönelimini kadınlara göre 900 kat artırabilir. Aşk döneminde erkeklerde testosteron azalır, azalan testosteron daha sakin olmalarını sağlar. Aşk hali, hormonlarımızın hislerimizle değişimine örnek gösterilebilir.

Âşık olduğunu söyleyen kişi sevdiğinin fotoğrafına baktığında beyin tarayıcısında farklı ışıldamalar görülür. Beynin aynı bölgeleri, öylesine tanıdığı birinin fotoğrafına baktığında ışıldamaz. Bahsedilen bölgeler kokainle harekete geçenlerle aynıdır. Haz ve bağımlılık alanı olan bu bölge davranışlarınızı, duygularınız ve dürtülerinizle yönetirken aynı zamanda beyin yapınızı da değiştirir. Nöroplastitsite, yani beynin şekil alabilmesi kavramı, genlerin anlatımındaki değişimlerle birlikte nöronların birbiriyle konuşmalarını değiştirir. Farklı köprüler kurar ya da var olan köprüleri yıkabilir. Beynde yeni yollar oluşturulmasıyla beynin yapısı değişebilir.

İnsan ve Çevresel Etkenler

Sosyal yapı ile ortaya çıkmış feromon çalışmaları insan biyolojisinin çevresel etkenlerle değişebildiğini göstermektedir. Feromon, aynı türün üyeleri arasındaki sosyal ilişkileri düzenleyen kimyasal maddedir. Hormon taşıyan anlamına gelen bu tanım ilk olarak 1956 yılında ipek böceklerinde bulunmuştur. Bu kavram, bilimsel olarak da ilk kez 1971 yılında Nature dergisinde yayımlanan "Menstrüal Senkronizasyon ve Baskılama" başlıklı makalede, Marthak McClintock tarafından tespit ve tarif edilmiştir. Bu sebeple buna "McClintock Etkisi" adı da verilmektedir. Feromon, dışarıya koku yayan hormonlar demektir. McClintock, yaşları 17-22 arasında, 4 ana koridora sahip tek bir yurt binasında kalan 135 kadın üniversite öğrencisi üzerinde çalışmıştır. Bu kişilerden son ve sondan iki önceki âdet günlerini hatırlamaları istenmiştir. Ayrıca bu kişilere düzenli olarak iletişim halinde oldukları diğer kişiler sorulmuş, böylece bu kişilerle olan iletişimin etkileri de göz önüne alınmıştır. McClintock'un buradaki amacı, kadınların sıklıkla görüştükleri grupları tespit etmekti. Her canlı, genellikle, daha çok zaman geçirdiği bir gruba (sürüye) dahildir ve araştırmada bu gruplar belirlenmiştir. Bu grupların genelde 5 ila 10 arasında kadından oluştuğu görülmüştür.

Araştırmasının sonucunda McClintock, gruplardaki kişilerin âdet döngülerinin gruptaki diğerleriyle 4 gün civarında olacak şekilde sabitlendiğini raporlamıştır. Yani önceden ayın 15. günü ve civarında âdet görmeye başlayan kişilerin âdet günleri grubunkine uygun olarak değişmiş, örneğin 25. güne kaymaya başlamıştır. Başlangıçta âdet döngüleri arasındaki fark ortalama 6,5 gün kadarken, bu fark bazı araştırmalarda 4,7 güne kadar inmiş, yani döngüler senkronize olmuştur.

McClintock, daha fazla erkekle daha sık görüşen kadınların âdet döngülerinin kısaldığını ileri sürmüş, bunu tıpkı diğer memelilerde de gördüğümüz feromon etkisine (Whitten Etkisi) bağlamıştır. Yani bir kadının âdet döngüsü, birlikte yaşadığı ya da çalıştığı sosyal gruplardaki diğer kadınların döngüsüne göre değişebilmektedir. Hem zamanlama hem süre uzunluğu anlamında değişime uğrayabilen bu süreç yaşamdaki sosyal önemi gösterir.

En ilkel canlıda bile, ilk oluşan beyin yapısı koku alma yeridir. Eş seçiminde dahi oldukça etkili olan koku duyusu bizi fark etmeksizin derinden etkiler. Çok hızlı adapte olma yeteneğinden ötürü koku, en çok dikkat edilen duyumuz olmalıdır. Turunç kokuları rahatlamamızı ve odaklanmamızı sağlarken, kötü kokular kaygılanarak ortamdan kaçmamıza neden olabilir.

Bir insanın kokusundan ne kadar hoşlanmıyorsanız o insan ile HLA proteininiz o kadar uyumlu demektir. Doku uyumunu gösteren bu süreç organ nakillerinde önemli kavramlardan biridir. Aynı zamanda yeni araştırmalar altıncı hissin de buradan kaynaklanabileceğini söyler.

Vücut ve Zihin

Vücudun belirli bir hafızası vardır. Her organ tıpkı beyin gibi tecrübeye göre şekillenir. Beynin özelliği, bizi yöneten sistemin ana organı olmasıdır. Çocuklukta elinizde olan bir yaranın deri hafızasına kayıtlı olması, tekrar karşılaşıldığında tanıdık olma hissini canlandırabilir. Spor yapan birinin ara verdikten bir süre sonra yeniden başlamaya hiç spor yapmamış birinden daha uyumlu olması, kasların hafızasıyla açıklanabilir. Ya da bir müzisyenin ara verse de hiç enstrüman çalmayan birine göre çok daha kolay enstrüman çalabilmesi yine organ hafızalarına iyi birer örnektir.

Yediklerimizin bedenimizi şekillendirdiği ve zihnimizi yönetmemize olumlu ya da olumsuz etkilerinin olduğu nettir. Örneğin yoğurt yemenin kaygıyı azalttığı, bakla yemenin dopamini artırdığı ve yeni fikirler üretmenizi sağladığı biliniyor. Mutluluk hormonu olarak bilinen serotonin ise hindi eti ve parmesan peyniriyle yükseltilebiliyor. Bunun yanında şekerin olumsuz etkileriyle zihin duraklama dönemine geçiyor. Kullanılan katı yağlar ise hücre zarlarını daha katı hale getirerek sert bir kişilik yapısı oluşturmanıza neden olabiliyor. Vejetaryenliğin de beyin beslemesine uygun olmayabileceğini hatırlatalım çünkü et yemediğimiz zaman B vitamini alamıyoruz ve bu vitaminin eksikliği sinir sistemimizi etkileyebiliyor.

Bilinenin aksine, stresin "pozitif" olanı hücre sayımızı artırıyor. Çalışmalar, akademik olarak başarılı çocukların anne karnında ılımlı egzersiz yapıp pozitif strese maruz kalmış bebekler olduğunu gösteriyor. Önemli sınavlarda fazlasından kaçınarak yeterli düzeyde strese maruz bırakılmak adrenalin salınımı ile birlikte dikkati artırır. Burada önemli olan, stres anlarında duygusal girdilerin olmamasıdır. Özellikle olumsuz duygusal girdilerin olması, insan hislerinin olumsuz hale gelmesiyle birlikte travmaya dönüşebilir ve kalıcı hasar bırakma ihtimali yüksektir. Bugün hatırladığınız anıların hemen hepsi sizde duygusal izler bırakanlardır. İyi ya da kötü, hangi hissiniz olursa olsun duygularınızla zihniniz ortak çalışır ve fark etmeden o anda bunu bedeninizde de duyumsamaya başlarsınız. Bazı kısa zaman dilimlerinin bedende anlık olarak duyumsanması sonucunda orada enerjinin bloke olması nedensiz ağrıların en önemli sebeplerinden biridir.

Beyindeki her bir sinir hücresi milyonlarca bağlantı içerir. Bağlantı sayıları 1 cm^3'te 100 milyonlara ulaşabilir. Bir bilgisayarın devrelerine benzeyen içerideki bağlantılar sürekli şekil değiştirir. Bebek beyni ise saniyede 1,8 milyar bağlantı yapabilir. Sürekli değişen bu bağlantıları anlamlandırabilmek çok kolay olmasa gerek. İşte bu noktada bir beynin, bir organ olarak tüm duyguları hissedebileceğini düşünmek afaki kalacaktır.

Günümüzde en çok ihtiyaç duyduğumuz empatinin dahi beyinde bir bölgesinin bulunduğunu bilmek çoğumuz için oldukça şaşırtıcı. Aslında doğuştan hücrelerimizle getirdiğimiz bu özelliğin gelişmesi için çevresel koşullara ihtiyaç duyduğumuz bilinmektedir. Empati, beyinde alnın yanında, orta çizgiye yakın olan vadi gibi bir kısımda meydana geliyor gibi görünmekte. İngiltere'de yapılan bazı çalışmalar gösteriyor ki zihinde canlandırma, yani başka insanların ruhsal durumlarını düşlemeyi gerektiren hikâyeler okuyan kişilerde bu bölge ışıl ışıl parlıyor. Aynı kişi birbiriyle bağlantısız cümleler okuduğunda bu bölgenin ışıldamadığı gözlenmiştir.

Beynin açıklamakta zorlandığı kısım olan zihin, geçmişteki çevre şartlarına uyum göstermiş özgün içerikli bilgi işleyen modüllerin toplanmasından meydana gelir. Zihin, beynin farklı parçalarından gelen bilgiden genel çıkarım yapma kabiliyetine sahiptir. Yağmur damlalarını değişik duyulara bağlı üç farklı beyin modülüyle görebilir, hissedebilir ve duyabilirsiniz. Sonunda beynin bir yerinde yağmur yağıyor çıkarımı yapabilirsiniz. Bir anlamda düşünmenin görmeyi, dili, empatiyi, öteki modülleri bir araya getiren genel bir faaliyeti olarak kabul etmek kaçınılmazdır. Ancak zihnin buna vereceği tepkinin niyetlerle oluşması bilimi bu noktada çıkmaza sokar çünkü insanın niyetinin neye göre oluştuğunu bilmek zihnin özgün kısmına kaldığından, bu genellenemeyen bir bilgidir.

Duygular ve Kalp

Peki ya hislerimizin merkezi olan kalp burada ne görev yapıyor? Beynimizin algılama gücü kalbimizle senkronize biçimde değişiyor. Aslında bu, elektrotlarla ölçülebilen bir veri. Özellikle pozitif bir hissiniz olduğunda, ellerinize bağladığınız elektrotlarla o hisse dair değişim gözlemlenebilirken öğrenmenin de değişebildiği bulunmuş.

Önemli olan anılarınızdan ziyade sizin onları nasıl anlamlandırdığınız ve neler hissettiğinizdir. Herkes aynı durumda aynı duyguları ve aynı düşünceleri üretmez. O anda nasıl hissettiğiniz ve hissedilenleri yaşarken nereye koyduğunuz, neler yaşadığınızdan çok daha önemlidir çünkü hafızamız bazen yaşamadıklarımızı da kaydedebilir. O hikâyeyi yaşamanız, görmeniz ya da dinlemeniz sanki onu yaşıyormuşçasına beyninizde aynı alanları çalıştırır. Bir olay esnasında üç kişi bulunur.

Biri aktif olarak olayı gerçekleştiren, biri kendisine yönelen, biri ise gözlemleyendir. Ve gözlemci de en az diğer ikisi kadar etkilenebilir.

Ayna nöronların bize gösterdiğine göre bir olayı yaşamak ile görmek arasında pek bir fark yoktur çünkü gördüğümüz anda bile onunla empati kurabiliyoruz. Empati sayesinde beynimizdeki nöronlar o olayı birebir yaşıyormuşçasına harekete geçebilir. Burada önemli olan, gözlemcinin bir olay esnasında, özellikle travmatik anlarda kiminle özdeşleştiğidir çünkü tek bir anda ya kurban vardır ya mazlum. Gözlemleyen kişi kendini kiminle bir hissederse o kişinin duygularıyla empati yapacak ve ayna nöronları o duyguyla çalışacaktır. Öğrenmeyi oluşturduğunu söylediğimiz dentrit dikenleri de o şekilde oluşacaktır. O halde çocuklukta birebir yaşadıklarımız değil, yaşatılanlar, maruz kaldıklarımız, izlediklerimiz bile büyük önem taşır. Bizi düşünmeye iten her davranışın hissettirdikleri sonucu zihinsel yapımız ortaya çıkmaya başlar. Düşünceler duyguları, duygular davranışları, davranışlar alışkanlıkları, alışkanlıklar karakteri oluşturur.

Bugün biliyoruz ki davranışlarımız ve fizyolojimiz, çalışan nöronların birbirleriyle yaptıkları bağlantılar sonucu ortaya çıkan nörotransmitter isimli kimyasal maddeler sayesinde değişikliğe uğruyor. Anlık hisler nörotranstmitterlerle olur. Ancak siz aynı hareketi birkaç kez tekrarlarsanız o zaman bu alışkanlığa dönüşebilir ve vücudunuzun kimyasını etkilemiş olursunuz.

Davranışlar kimyasallarla değiştirilmeye çalışılırken aynı zamanda bu düşüncelerin oluşturduğu hastalıkları da benzer kimyasallarla geçirmeye çalışıyoruz. Bu noktada biraz algımızı değiştirmek, otomatik düşünce haline gelmiş alışkanlıklarımızdan vazgeçmek, zaman zaman konfor alanından çıkmak insanı bir bütün olarak kabul etmenin birinci koşuludur. Hastalığa paralel olarak vücutta biyolojik bir değişiklik bulmanın o durumu tamamen çözmekle aynı anlama gelmediği bilinmelidir. Örneğin baş ağrısı bir sonuç ise, tek nedeninin biyolojik geçmişten kaynaklandığını söyleyemeyiz. Onunla birlikte size ait olan "insan" olma biliminin, duygusal nedeni olan ve o an içinizde hissettiğiniz "engellenmişlik" durumunun kendi içinizde ne anlam ifade ettiğine de bakmalısınız.

Hastalıkların duygusal sebeplerinden bahsediyorsak neden-sonuç ilişkisini birebir kurmak her zaman yeterli gelmeyebilir çünkü algının yönettiği duygularımız ve bize ait düşüncelerimiz bize özeldir. Bu nedenle psikoloji öznel bir bilimdir. İnsanlar muhakeme esnasında geleceğe baktıklarını söyleseler de geçmişe bakarak karar verirler. Geçmiş, kararlarınızı daima etkiler. Fikirlerinize tesir eden şey olaylarla kurduğunuz ilişki olacaktır. Bu sadece Freudyen bir bakış açısı değildir; aynı zamanda beyin çalışmaları da bu yönde sonuçlar vermektedir.

Duygu-zihin-beden ilişkisi kapsamında günümüzün en büyük keşfi oksitosinle yapıldı. Yıllardır doğumu başlattığı bilinen bu peptid bileşenine dair yeni keşifler, oksitosinin bir bebeğin gelişiminde ne denli önemli olduğunun daha iyi anlaşılmasını sağlamıştır. Oksitosin reseptörü olmayan hayvanlardaki çalışmalar, bağlanma davranışlarının ve empati becerilerinin olmadığı sonucunu ortaya çıkarmıştır. Oksitosinin en büyük görevi annelik vazifesinin ifasıdır. Bir bebeğin annesi ile tensel teması esnasında salgılanan, güven hormonu olarak bilinen oksitosin hem süt üretimini artırarak fizyolojik bir sonuç doğurur hem de anne ve bebek arasındaki güven ilişkisini sağlamlaştırarak psikolojinin en önemli kavramı olan bağlanma hissini kuvvetlendirir. Yalnızca annede değil, babada da bazı fizyolojik değişiklikler meydana gelebilir. Babada da bebekle ilgilenirken testosteron baskılanırken, oksitosin ve östrojen artmaya başlar.

Yetişkin bireylerde birbirine güven bağının sağlanmasına yardımcı olan oksitosin, dokunma ve kokuyla devreye giriyor. Anne kadar olmasa da babanın da oksitosin hormonunun artışı bize güven ve sevginin hormon temelli olduğunu gösteriyor. Tıpkı evlat edinen kişilerin evlat edindikleri bebeğe karşı besledikleri sevgi ile anne kadar oksitosin salgıladıklarını gösteren çalışmalar gibi. Oksitosinin güvenli bağlanmanın temeli olması kadar bağışıklık sistemini de aktive etmesi vücudumuz açısından çok önemlidir.

İnsan muhteşem yaratılmış bir yapıdır. Normal dokularda maddeler kandan doğrudan dokulara geçebilirken, beyinde bu kontrolün esnek olması büyük zararları önler. Maddeler kandan dokulara doğrudan geçemez, kan, beyin bariyeri ismindeki ilave koruma mekanizması ile karşılaşır. Örneğin tansiyonu düşen insanın bayılması vücudun kendi fizyolojisini korumak amacıyla yaptığı bir iştir. Ancak bu muhteşem yapı fizyolojik olarak bugüne göre değil, ilk insan çağına göre tasarlanmıştır. Korku duygusu ile aktif olan amigdala, kendinden büyük ve saldırısına maruz kalabileceği yaşamsal tehlikelere karşı duyarlıdır. Ancak bugün amigdala daha çok küçük yaşlarda aktif hale gelmekte ve her şeyi bir tehlike olarak görmektedir. Dışarıya çıkamayan çocukların anneleri tarafından korku ile büyütülme çabası, bağımlısı haline getirildikleri ekranlarla bu yapı yaradılışına aykırı biçimde işletilmektedir. Hiperaktivitenin bile doğuştan değil sonradan bu şekilde ortaya çıktığı bilinen bir gerçektir. O zaman hastalıkları hâlâ sadece fizyolojik kökenli kabul ederek iyileştirmeye mi çalışacağız yoksa değişikliğe kendimizden başlayarak davranışlarımızı ve hastalıklarımızı mı değiştireceğiz?

Duygunun Yol Haritası

Dünya üzerinde insanın diğer canlılardan farklılaşmasında en büyük rollerden birine sahip olan bu kavramı neden kitabın bu kadar ilerisine koyduğumuzu merak etmişsinizdir. Özellikle gizlemesek de cevap bu sayfalardan kendini nazlı bir çiçek gibi yavaşça gösteriyor.

Sezinleyen bir varlık olmamıza rağmen ne yazık ki bugüne kadar en çok bastırılan şey duygularımız olmuştur. Herkes çeşitli duygular hisseder, ancak bunu deneyimleme ve ortaya çıkarma şekli değişir. Bu nedenle duyguları anlatmak ve ortaya koymak zordur. İnsan duygu ve düşünceleriyle insandır ve biz sezinleyen canlılarız. Her ne kadar birbirine benzese de hissetmek ve duygulanmak farklı kavramlardır. Duygu, duygulanmak, duygusal olmak ve duyguları yaşamak kavramları bize özgüdür.

Hissetmek ise duygulanmaktan biraz daha farklıdır. His, herhangi bir şeye karşı zihinde veya bedende oluşan ve yoğunluğu yüksek olmayan bir duygusal tepkinin farkına varma işidir. Örneğin topallayarak yürüyen bir kediye duyulan acıma hissi, farkına varılan böylesi bir duygusal tepkidir.

Duygu (emotion), farkına varılan bir hissin kuvvetlenerek bilinçte ve bedende korku, üzüntü, aşk gibi genel bir uyarılma hali (arousal hal) oluşturmasıdır. Duygular yaşamdan lezzet almamızı sağlar. Hissi kaynayan suyun buharı olarak görürsek, duyguyu da bu buharın oluşturduğu su damlacıkları olarak kabul edebiliriz. Kısacası duygu, hissin en yoğun haliyle ortaya çıkmasıdır.

Duygular bilişsel, fiziksel ve davranışsal tepkilerle birlikte gelen kişisel tecrübelerdir. Yaşadığımız deneyimlerde fizyolojik ve bilişsel sürecimizin etkilemesi sonucu bir kayıt oluştururuz. Örneğin belli bir ortamda bulunmak, küçük yaşlarda oluşturduğunuz duygu hafızanıza göre keyifli bir his iken, daha sonrasında oluşturduğunuz bilişsel süreçlere göre keyifsiz olabilir. Ve bu kayıt daha sonraki deneyimlerinizdeki duygunuzu etkiler. Çocukluğunda doğum günlerini kutlayan bir ailede büyüyen bir kişi o ânı güzel hislerle hatırlar. Ancak doğum günlerinde her seferinde kavga çıkıyorsa kötü hisler hatırlanır. İnsanlar olaylarda ya da anılarında hislerini hatırlarlar. İnsan, duygusunu kattığı bir bilgiyi daha çabuk edinebilir. Anılarımız da işte böyle duygu yüklü durumlardır. İnsanın öğrenebilmesi için duygularına ihtiyaç vardır. Duyguları sonucunda insan bilişsel çıkarıma varır. "Doğum günleri güzeldir" ya da "doğum günlerini hiç sevmem" gibi bir çıkarım davranışlarını belirler.

İnsanoğlu hisseder ve hissederek büyür. İlk yaşlarda (0-3) oluşan duygu hafızası çocukların hissettiklerine isim vermesini sağlar. Acıma, acınma, incinme, kırılma, sevilme vs... Çocuk yoğun olarak hissettiği durumlara isim bulmak ister, bir bakıma tanımlamak ister. Ve bu anlarda ilk sığınabileceği ve hayatı öğrenebileceği kişilere, yani ebeveynine başvurur. Oradan ihtiyacına cevap almak yerine hissettiklerinin anlamsız olduğu sonucuna varıyorsa hislerini kapatmaya başlar. Korkan çocuk annesine gelir ve "korktum" der. Hatta kimi zaman annesi ona bağırınca korkar ve yine ona sığınır. Annenin verdiği "korkma" cevabı ise trajikomiktir ve uygulanması oldukça güçtür. İçinden gelen hissi annesinin yönergesiyle bastırmaya çalışan çocuk zaman içerisinde hislerini kapatmaya başlar. Zamanla öyle bir hale gelir ki şiddet, aşağılanma gibi hislerin hiçbirini hissetmez, sadece bilişsel olarak bunların kötü bir davranış olduğunu bilir. Aslında duygu, insanın parmak izi gibidir ve davranışlarına tesir eden en önemli etkendir. Aynı durum ve şartlarda iki ayrı kişi farklı hisleri ve düşünceleri yönetmeye çalışır. Sonuçta ortaya koydukları davranışlar farklı olabilir. Kısacası en az hissettikleriniz kadar onları ortaya koyma biçiminiz de önemlidir.

Duygularımız zaman, hatta gün içinde değişebilir. Farkında olsak da olmasak da karşılaştığımız her olay ve durum esnasında bir şeyler hissederiz. Duygular geçicidir ve hızlıca ortaya çıkar. İstemsiz gelen duyguların ortaya çıkışı önemlidir. Duygular olumlu ya da olumsuz olabilir. Kontrol edebileceğiniz ortaya çıkması değil, yoğunluğunu bilip davranışa yansıması halidir. Bütün bu süreç hızla ve kendiliğinden gelişir ve farkında olmadığımız bu anlara her zaman birtakım duygular eşlik eder. Mantığımızı ve dolayısıyla da bizi yönlendiren çoğu zaman işte bu duygulardır. Duygular düşünce çarpıtmalarına yol açabilir. Örneğin kendini değersiz hisseden biri karşı tarafın bir sözünden ya da davranışından aşağılanma ya da acınma duygusuna varabilir. Sözleri yanlış anlayabilir. Ya da bunların tamamının karşısında öfke ve kızgınlık duyabilir. Tanıdık olan değersizlik hissi sonucunda ortaya çıkardığı öfke duygusu ile de düşüncelerini olduğundan farklı ifade edebilir.

Burada yeri gelmişken düşünürler tarafından üretilen ve bazıları geniş kitlelerce de kabul görmüş birkaç duygu teorisinden bahsetmek istiyoruz.

James Lange Duygu Teorisi: Duygu deneyimi fizyolojik tepkilerin algılanma biçiminden kaynaklanır. Örneğin bir hayvanı sevmenizle beyninizden salınan maddeler sonucu duygunuz oluşur. Burada mutluluğunuzun kediyi sevdiğiniz için oluşmadığı, bilakis kedinin vücudunun sizin beyninizdeki ilgili yerleri harekete geçirdiği savunulur.

Cannon Bard Duygu Teorisi: Bu teori bir duyguyu hissetmeksizin, bedenin fizyolojik olarak uyarılamayacağını savunur. Yani önce duygu gelir sonra fizyolojik tepki oluşur ki birçok farklı duygu aynı fizyolojik tepkiyi de verebilir.

Schahter Singer Duygu Teorisi: Fizyolojik olarak uyarıldığımızda bu durumun ne olduğunu zihnimizde netleştirmeden, yani adını koymadan herhangi bir duygu hissetmeyiz.

Lazarus Teorisi: Duygunun bilincinizde nasıl değerlendirildiğine göre değiştiğini savunur.

Duygu Çarkıfeleği

1980 yılında Plutchik, duyguları 8 temel kategoriye ayırmıştır: Sevinç, güven, korku, şaşkınlık, üzüntü, tiksinme, öfke ve beklenti. Daha sonra bu 8 temel duyguyu 3'lü seviyelere ayırmıştır. Zihninizde bu çarkıfeleği bir yaprak görseli gibi alın, her bir yaprağında her bir duygunun 3 ayrı seviyesini de gördüğünüzü düşünün. Duygular yoğunluk ve şiddet açısından kendi içinde derecelendirilir. Ayrıca yaprakların arasında kalan duygular da o iki yaprağın birleşimi olarak kategorize edilmiştir. Örneğin sevinç ve güven bir araya gelerek aşkı oluşturur. Komşu duygular birbirlerine diğerlerine göre daha çok benzerken, karşılıklı olarak yer alan duygular birbirlerinin tersi bir duruma işaret ederler (neşe-üzüntü, beklenti-şaşırma). Farklı duygular birleşerek daha farklı ve geniş çapta duygular elde edildiğini ifade eder (Örneğin neşe+güven=sevgi). Bu çarkıfeleğin daha karmaşık şekillerini görmek de mümkündür.

Duygu çarkıfeleğine benzer tipteki gösterimlerin her biri, bir yerde basitleştirme ve modelleme içerir. Dolayısıyla genellemeler yapmak hataya neden olabilir. Ancak bunları, duyguların sınıflandırması adına yapılan girişimler olarak görmek ve duyguların nasıl oluştuğunu, nasıl değişime uğradığını ve onları nasıl kontrol edebileceğimizi düşünmeye başlamak adına oldukça faydalı olabilir.

Kaç çeşit duygu vardır" sorusuna birbirinden farklı teoriler altı ile iki yüz elli arasında cevaplar verse de, biz rahatlıkla "sonsuz çeşit" şeklinde yanıt verebiliriz. Bir terimi tanımlara sokarak aktarmak nispeten kolaydır. Ancak insanın kendi doğduğu kültür, genetik yapısı, öğretileri elbette hislerini etkileyecek ve dolayısıyla duygularını değiştirecektir. Size üç yüz elliye yakın duygu sayabiliriz, ancak bazılarını temellendirerek yetmiş altı duygudan bahsedeceğiz.

Yaşadığınız duygunun hangisi olduğunu anlamakta çoğu zaman zorluk çekebilirsiniz. Duygunun tanımlanması için öncelikle her hisse iyi ve kötü kavramlarından farklı birer isim vermeniz gerekir. Ne zaman birisine "Bu sana nasıl hissettiriyor?" diye sorsam aldığım cevaplar ya iyi ya da kötü oluyor. Ancak kendimizi biraz daha dinlediğimizde, ruhumuz bize doğru cevabı veriyor. Aslında tiksinmiş ya da iğrenmiş olduğumuzu, nefret duygusunun açığa çıkmaya çalıştığını fark edeceksiniz. Yani duyguları tanımlamak için bir bilgiye ihtiyacımız yok. Benim size kelimeler ile tiksintiyi tarif etmem değil, sizin ruhunuzu dinleyerek tiksintiyi fark etmeniz gerekiyor.

* Duygular aynı zamanda sosyal psikolojinin de alanına girer. Örneğin Mahfuz kitabımızda ortaya serdiğimiz gibi, Türkiye'de ve dünyada küresel sıfırlanma ve onun yalanlarıyla birlikte birkaç duygunun ve hatta kavramın anlamını yitirdiğini ve anlamının değiştiğini de gözlemlemek mümkün. Utanma, ihanet ve adalet… İnsanların çoğu yakın yıllarda yaşanan birçok konu karşısında utanıyor iken bugün aynı durumlar karşısındaki utanma duygusu ortadan kalkmak üzere. Vatan veya namusa dair durumların karşısında o konuya ihanet demek üstü yalanlarla kapatıla kapatıla anlamını yitirmek üzere. Ne olunca vatan satılmış olur, ne yapınca kişi ihanet etmiş olur gibi soruların cevapları gittikçe flulaştırılıyor ve duygusal dünyadan da siliniyor. İşte bu örnekten de duyguyu anlatmak veya tarif etmek değil, hissetmek ve tanımak gerekiyor.

Kişinin Duygularını Tanıdığının Göstergeleri

* Yaşadığı duygunun farkındadır.

* Yaşadığı duyguları başlatan olayın ne olduğunun farkındadır.

* Yaşadığı duyguların ortaya çıkmasında etkili olan düşünce kalıplarının farkındadır.

* Yaşadığı duygunun düşüncelerine etkisinin farkındadır.

- Yaşadığı duyguyu nasıl/ne kadar ifade edeceğini öngörebilir.

- Yaşadığı duygunun davranışlarını nasıl etkileyeceğini öngörebilir.

- Yaşadığı duygunun başkaları üzerindeki etkilerini bilir.

Kısacası, duygular denetlenemezse sorun oluşturur.

Örnek verecek olursak, öfke, ulaşmak istediğimiz şeye çıkan yollar engellendiğinde gösterdiğimiz bir tepki olabilir. Çalıştığımız yerde terfi alma ihtimalimiz olduğunda bir çalışanın buna engel olduğunu görürsek o kişiye karşı öfke besleriz. Bu öfke dikkatimizi var olan tehdide odaklamamıza ve tehdide cevap olarak onunla mücadele etmeye veya ondan kaçınmaya motive olmamıza yol açar. Aşağıda sekiz temel duygu ve bu duyguların olası odak noktaları ve motivasyonları yer alıyor.

Şimdiye kadar öğrendiğimizin tam tersine, kişiyi en temel benlik gereksinimlerinden uzaklaştıran olumsuz duygulardan kaçmamak gerektiğini anlatmak istiyoruz. Aksine, bu duyguları tanıyarak ve nereden geldiklerini anlamaya çalışarak, onların içinde sizi doğru hedeflere yönlendirecek motivasyonları bulabilirsiniz. "Ne hissettiğimi bilmiyorum," demek yerine, "Şu an ne hissediyorum?" ve "Bedenim buna nasıl tepki veriyor?" soruları sizi daha doğru yönlendirebilir. Hislerinizden kaçamazsınız, ancak zamanında öğrenmek yerine, kapatılan hislerinizi şimdi yine ve yeniden keşfedebilir, hayatınızı daha farkında olarak yönetebilirsiniz.

Duygusal Yorgunluk

"Duygusal yorgunluk" hemen hemen hepimizin hayatının belli dönemlerinde yaşadığı ve belki de farkında olmadığı, birçok psikolojik hastalığa zemin hazırlayan psikolojik bir sorundur. Birikmiş duygusal sorunları taşımakta zorlanır hale gelmeye, "duygusal yorgunluk" diyoruz.

Bazen yaşadığımız duygusal sorunları çözmek yerine o sorunları yok sayar ve bastırırız. Bastırdığımız duygular zamanla zihnimizde ağırlık yapar ve zihnimiz bu yükü taşıyamaz hale gelir. İşte tam bu noktada "duygusal yorgunluk" dediğimiz psikolojik bir sorunla karşı karşıya kalır ve birçok semptom yaşamaya başlarız.

Duygular akıl ve bilgiden daha çok kullanıldığından ve hayatımızın, benliğimizin büyük bir bölümünü oluşturduğundan, "duygusal yorgunluk" yaşayan kişi sayısı gün geçtikçe artıyor.

Duygularını yönetemeyen ve duyguları tarafından yönetilen insan sayısı oldukça fazladır. İşin önemli bir boyutu da, yönetilemeyen duyguların, sorunların olduğundan daha ağır yaşanmasına sebep olması ve sorunların çözümünde pek de aktif bir katkısının olmamasıdır. Belki meselelerin üstesinden üzülerek gelinebileceğini sanırız. Fakat üzülmek, insanın sorun karşısında verebileceği en pasif, en yıpratıcı ve en işe yaramaz tepkidir. Doğru insan modeli sorun karşısında sonuç odaklı düşünen, ne yaparsam bunun üstesinden gelebilirim diyerek çıkış yolu bulmaya çalışandır. Sorunlara bu akılcı yaklaşımla yaklaşan ve sorunlu süreçte duygularını iyi yöneten insanlar son derece azdır.

Duygusal yorgunluk yaşadığımı nasıl anlayabilirim?

* Kişide unutkanlık ve dikkatsizlik başlar. Söylenenleri hatırlamakta, sorumluluklarını yerine getirmekte ve çevresinde olan bitene dikkat etmekte zorlanır.

- Kişi daha duygusal ve çevresine karşı daha duyarlı olur. Üzülmeye, depresif olmaya daha yatkındır. Olaylara daha fazla tepki verir. Tabiri caizse pireyi deve yapmaya meyilli bir hale gelir.

- Fiziksel yorgunluk artar.

- Duygusal yorgunluğa sahip biri on saat uyusa da kendini yorgun ve halsiz hisseder.

- Ümitsizlik hissine kapılmaya meyillidir.

- Özgüven eksikliği yaşamaya başlar.

- Çevresine, hatta kendisine bile aşırı şüpheci davranmaya başlar.

- Solunum güçlüğü, kabızlık, kalp çarpıntısı gibi fiziksel hastalıklar yaşamaya başlar.

Duyguların var olduğunu, hepsinin birer anlam içerdiğini ve ifade edilme hakkının olduğunu kabul edin. Eğer hislerinizi kabul ederseniz duygularınızı daha bilinçli düzeyde yönetebilirsiniz. Eğer duygularınızı kabul etmezseniz bu durum beyninizin içinde bir kaos yaratacaktır.

Ne hissettiğinizi iyi bilin. Duygularınızı doğru tanımlamak, onları nasıl yöneteceğiniz konusunda size ışık tutar. Duyguları sadece tanımlamak onlarla baş etmek için yeterli değildir. Bu yüzden harekete geçmeliyiz. Her duygu türünü bir kez yaşamak onu tanımlamamız için yeterlidir. Ancak aynı duyguyu birden fazla yaşamak o duyguyla nasıl mücadele edebileceğimizi ortaya koyar. Bu sayede o duygunun sebeplerini ve sonuçlarını kavrayabiliriz.

Duyguların kaynağını bilmek de duygu yönetimi için

önemli bir adımdır. Üzüntünün, kızgınlığın, sevincin ya da mutluluğun hangi durumlarda ortaya çıktığını gözlemleyerek yaşadığımız duyguyu daha iyi anlayabilir, tanımlayabilir ve başa çıkabiliriz.

İlişkilerde Duygusal Yorgunluk

Duygusal yorgunluk daha çok iş hayatında karşımıza çıksa da, duygusal ilişkilerde de yaşanabilecek bir sorundur. İnsanlar ilişkilere büyük hayaller kurarak, özel ilişkilerinde aşklarının sonsuza dek süreceğine inanarak ve karşılarındaki kişiyi görmek istedikleri gibi görerek başlarlar. İlişkilerde karşılıklı beklentiler vardır. Zaman içinde duygular şekillenir ve başka bir hal almaya başlar. Örneğin ilişkiye aşkla başlayan kişinin hisleri zamanla yerini sevgiye ve bağlılığa bırakır. Bunun bilincinde olmayan kişiler hayal kırıklığı yaşar, o büyülü aşkın yerini sevgiye bırakmasından korkar, memnun olmazlar. Halbuki bir ilişki için en özel ve en güzeli aşkın yerini daha sadakatli bir duyguya, sevgiye bırakmasıdır. Ancak çoğunlukla kişiler bunu bir kayıp olarak görürler. Bu bakış açısı da duygusal yorgunluk yaşamalarının başlıca nedenlerinden biri olur.

Kadın erkek ilişkileri duygusal yorgunluk yaratan başlıca alanlardandır çünkü bu ilişkinin üzerine kurulduğu duygular kimi zaman sorun üretmeye, kimi zaman da duygusal yorgunluk yaratmaya yatkındır.

İlişkilerde düşülen en büyük yanlışsa karşımızdaki insanda kendimizi aramaktır. İnsan bu sırada kendini öyle bir kaptırır ki, karşısındakinin de bir insan olduğunu ve ayrı bir karakterinin olabileceğini unutur. Bu şartlarda sağlıklı bir ilişki kurmak zorlaşır, duygular yönetilemez ve

mutlu olunamaz. Bu da insanda duygusal yorgunluk oluş-
turur. Aslında ilişkinin amacı karşımızdaki kişi ile ortak dil
bulabilmek, konuşabilmek ve paylaşabilmektir. Aksi halde
ilişki insanı değiştirir ve kişi farklı bir karaktere bürünür.
Ancak günümüzde çoğu insan bunu başaramamakta, kar-
şısındaki insanın alanını daraltarak kendi alanını genişlet-
me çabasına girişip duygularını ölçüsüzce yaşamaktadır.
Sonuç, bilinçsiz ve sağlıksız ilişkilerin doğmasıdır. Kaldı ki
karıkoca ilişkisi dahil hiçbir ilişkide bir insanın öteki insanı
köleleştirmesi söz konusu olamaz.

Ayrıca az düşünüp yoğun hissetmek, çok çabuk sevinip
çok çabuk üzülmek gibi eksik bir yanımız vardır. Bu özellik
aklın yeterince kullanılmamasına ve yaşamın mantık üze-
rinden yürüyememesine yol açıyor. Yol ve yöntem yanlış
olunca yaşam biçimi de yanlış hale geliyor. Yanlışla yol al-
mak bizi doğrudan uzaklaştırıyor. Nihayetinde bu duygu-
sallık sürdüğü sürece ilişkiler daha yorucu yaşanıyor, hayat
yanlış bir algıyla yürütülüyor ve sorun çözme becerimiz za-
manla köreliyor. Tüm bunların sonucunda da birçok insan,
ölçü koyamadığı duyguları yüzünden duygusal yorgunluğa
maruz kalıyor ve başarısız ilişkiler yaşıyor.

İş Hayatında Duygusal Yorgunluk

Özellikle hizmet sektöründe çalışan insanlarda daha çok
görülür. Kişilerin üzerinde aşırı iş yükünün olması, mes-
lekle ilgili büyük hayaller kurarak imkânsızı gerçekleştirme
isteği ve buna dair hayal kırıklıkları, zaman yönetiminde
zorluk ve bu problemlerle ilgili aşırı endişeli olma durumu
zamanla zihni yoran, meşgul eden ve çözülemeyen sorun-
lar haline gelir. Bu süreçte kişi kendisine ve çevresine olan
inancını yitirir. Umutsuzluğa düşer ve hiçbir şey başara-

mayacağına inanmaya başlar. Kendi dünyasına çekilmeyi tercih eder ve yaptığı hiçbir faaliyetten zevk alamaz.

Nasıl başa çıkılır?

Kendinize zaman ayırın: Canınızın yapmak istediği herhangi bir şey için kendinize zaman ayırın. Bir süreliğine de olsa endişelerinizden, korku ve kaygılarınızdan arının; yaşadığınız âna ve yaptığınız faaliyet odaklanın. Meditasyon bunun için güzel bir öneri olabilir çünkü meditasyon kişinin zihnini ve duygularını kontrol etmesine yardımcı olur, kendini daha iyi tanımaya ve farkındalık yaratmaya katkı sağlar.

Zihninizi tek bir şeye odaklayın: Aynı anda birden fazla şeyle meşgul olmayı bırakın. Örneğin eğer çalışıyorsanız telefonunuzdaki bildirimleri kapatın ve sadece çalıştığınız şeye odaklanın. Birden fazla şeye odaklanarak hem duygularınızı hem de zihninizi yormuş oluyorsunuz.

Kendinizi iyi tanıyın: Güçlü ve zayıf yönlerinizi bilin. Yapabileceklerinizi ve yapamayacaklarınızı iyi ayırt edin. Bu sayede kendinize ve hayata karşı daha gerçekçi olur, daha gerçekçi tercihler yaparak kaygınızı azaltmış, mutluluğunuzu artırmış olursunuz.

Olumlu Düşünmenin İşlevi

Olumlu düşünceyi önemseyen bir üslup çabasında olmamız, hayatın sadece mutluluktan ibaretmiş gibi yaşanması gerektiği anlamına gelmesin. Burada ayırt edilemeyen durum, ayrı gibi görünen ve alt zihin kategorileri olan bilinç ve bilinçdışının aslında birbiriyle bağlantıda olduğudur. Bunu fark eden bazı günümüz çalışmaları insan zihnini bir oyuncakmışçasına kurcalama hatasına düşebiliyor. Bilimsel tıptan çare bulamayanların her "bilinçaltı" diyene inanması ve zihnini yanlış ellere bırakması felakete neden olabiliyor. Halbuki bu bakış açısında bilinçli zihin olumlu düşüncelerin oluşmasını sağlayan yaratıcı alandır. Bilinçaltı ya da bilinçdışı ise içgüdülerden ve öğrenilmiş tecrübelerden edinilen etki tepki kayıtlarının saklandığı kısımdır. Ne yazık ki bilinçdışı alışkanlıklarına sıkı sıkıya bağlıdır, olay ve durumları çok çabuk eşleştirerek aynı davranışsal tepkileri tekrar tekrar verir. Dürtüler duygularınızı ve davranışlarınızı etkiler. Ya da başka bir kurama göre bilinçdışınızda oluşan otomatik düşünce kayıtları zihninizi ve davranışlarınızı etkiler. Sonuç itibariyle olumlu düşüneceğim diyerek zorladığınız kısım sizi yöneten %10'luk kısımdır. Sizi asıl yöneten, sözlerinizle sirayet edemediğiniz %90'lık alan ise bilinçdışınızdır.

Bilinçdışı tam anlamıyla bir etki-tepki aracıdır. Makinenin bu kısmında uğraştığımız programların sonuçları üzerine uzun vadede düşünecek bir mekanizma yoktur. Bilinçdışı yalnızca o ânı yaşar ve o âna vereceği tepkiyi de ona geçmişte yaşadığı deneyimler getirmiştir. Deneyimlerden çıkardığı dersler genellikle duygu hafızasına aittir.

Duyguların temelinde ilişkiler yatar. Sosyal yaşam içerisinde belirli duyguları hissetmeye başlarız. Unutmayın ki en geç ve zor yetişen canlı insan yavrusudur. İnsanın en büyük özelliği de bilinçli olma halidir. Duygularının farkında olması ve bunları yönetebilmesi insanı insan yapar. Bir davranışın göstergesi genetik yapı ile çevresel etkenlerdir. Bir olaydaki davranışın kimyasal kısmı harekete geçirici etkiye sahip olsa da bunlar aynı zamanda hareketin anlamlandırılmasını sağlayan psikolojik süreçlerdir.

İnsanoğlunun iki tür belleği vardır: anımsayan bellek ve yaşayan bellek. Mutluluk, geriye dönük bir şeydir ve yaşadıklarımızdan bize bir duygu kalır. Mutluluğun en önemli kriterlerinden biri de ânı biriktirmektir. İnsanoğlu aslında mutluluğa programlanmıştır.

Sosyal psikolojinin bir gerçeği olarak aynı fiziksel uyarımdan farklı duygulara gidebiliriz. Kültürel özellikler de insanlardaki değişimi etkiler. Hayata ve yaşadığı koşullara uyum sağlayabilen insan daha uzun süre hayatta kalır. Aynı şekilde, yaşanan ortamla uyum sağlayabilmek de mutluluğun belirleyici unsurları arasında gösteriliyor.

Sonuç olarak doğduğumuz, hatta anne karnından itibaren oluşturduğumuz bilinçdışımızda programlanmış yanlış algılar denetlenmiyor ve çoğu zaman bizi uygun olmayan sınırlandırıcı davranışlara sürükleyebiliyor. Örneğin bilinçdışında engellenen bir çocuk, "Sen yanlış yaparsın, seni kim izlesin?" gibi bir algı sonucunda sosyal fobi ağına düşebilir. Sosyal fobi geliştiren bu kişi her ne kadar gerçek hayatta karşısındaki insanların onu eleştirmeyeceklerini bilse de, duyguları nedeniyle topluluk önünde konuşmaktan kaçacaktır.

Sevgisizlik ve Sonuçları

Dünyaya geliş amacımız ne diye sorsalar, dini inançlar bir yana, "Sevmek ve sevilmek..." diyebiliriz. Mutlu bir hayatın formülünü soranlara da cevabımız aynı olur. Hayatın neresinden bakarsanız bakın, sevginin eksik olduğu her yaşamın yıkıcı öykülerle dolu olduğunu göreceksiniz.

Bedenlerimizde tek olmamıza rağmen iki kişilik bir yaşam çabası içerisindeyiz. Hem ruhumuzun hem de bedenimizin isteklerini, ihtiyaçlarını karşılamakla yükümlüyüz. Karnımızı doyurmak kadar ruhumuzu doyurmak da hayati bir önem taşıyor.

Yeme, uyuma, barınma, hatta yürüme gibi ihtiyaçlarımızı karşıladığımız günlük yaşamımızda dertleşmek de bizi rahatlatan apayrı bir şey, öyle değil mi? Dertleştiğimizde, kendimizi ifade ettiğimizde veya biriyle sırrımızı paylaştığınızda beyinde "insula" denen bir bölge harekete geçiyor ve bu bölge bizi rahatlatmasıyla biliniyor. Sevmek, sevilmek, gülmek, hatta ağlamak bile yer yer yüreğimizi hafifletiyor, bize iyi geliyor.

Sinema sektörünü incelediğinizde, yapımcıların duygu ihtiyaçlarımızın ne kadar da farkında olduklarını göreceksiniz. Hatta filmlerin dram, korku, komedi, trajedi gibi dallara ayrılmasının duygu dünyamıza daha iyi cevap verebilmek için olduğunu görmek de mümkün. Şarkı sözlerini de bu anlamda inceleyebilirsiniz. Acaba günlük hayatta beslenemediğimiz duyguları dış etkenlerle mi tamamlamaya çalışıyoruz?

Ruhsal ihtiyaçlarımız arasında öyle bir duygu var ki, zamanında karşılandığında temeli sağlam bina gibi insana inanılmaz bir güç katıyor. Tahmin ettiğiniz gibi bu duygunun adı sevgi. Yani ruh, zihin ve bedenin birbirine sarıldığı, sıkı sıkıya iletişim halinde olduğu şey.

Konu sağlığımız olunca, sevgi de en az diğer duygular kadar önemli. Çoğumuz sevgiyi aşırı iyimserlik olarak görsek de aslında sağlığımızın anahtarıdır. İleri yaş, genetik miras, beslenme, yaşam tarzı ve kader gibi bilinen ve konuşulan hastalık nedenlerinin yanı sıra sevgisizliğin de birçok rahatsızlığa neden olduğu fikri çeşitli araştırmalarla ispatlanmaktadır.

Bilim Sevgiyi Nasıl Ele Alıyor?

Teknolojiyle birlikte bilim de her geçen gün ilerliyor ve ilerledikçe ruha bir adım daha yaklaşıyor. Japon bilim insanlarınca ortaya koyulan bir çalışmada, suyun fiziksel olmayan etkilere de tepki verdiği, kopyalama, saklama ve iletme özelliğinin oldukça güçlü olduğu gözler önüne seriliyor. Yapılan somut çalışmalar sonucunda "Teşekkür ederim, seni seviyorum..." gibi güzel sözler söylenen suyun buna orantılı olarak güzel şekillere dönüştüğü, "İblis, çirkin..." gibi olumsuz, kötü sözler söylenen suyun ise daha karanlık ve biçimsiz şekillere dönüştüğü gözlemlenmiş. Yaklaşık %80'i su olan dünyada, %75 oranında su içeren bedenlerle yaşayan insan için bu deneyin sonuçları büyük anlamlar içeriyor.

Suyun pozitif ve negatif duygulara karşılık veren bir element olması, kopyalama ve saklama özelliğini barındırması, adını koyamadığımız ruhsal geçişlerimizin cevabıdır. Anne rahmine düştüğümüzden itibaren varlığımızın çoğunu oluşturan su, dinliyor, kopyalayabiliyor, saklıyor, dinlediği şeyin niteliğine göre şekil değiştirebiliyor. Daha anne karnındayken bile içinde bulunduğumuz ortamın gergin veya huzurlu oluşu önemli. Maruz kaldığımız veya şahit olduğumuz olumsuzluklar bizi etkilemiyor mu? Hepsi ruhumuzun bir yerlerinde saklı duruyor. Biz fark edip ona cevap vermedikçe beden üzüntülerini ve kırgınlıklarını sırt ağrılarıyla, baş dönmeleriyle ortaya çıkarıyor. Bizim yalnızca biyolojik temelli olduğunu sandığımız ve farklı yollardan çare aradığımız hastalıklara neden olarak hayatımızı zorlaştırabiliyor.

Sevgi Eksikliğinin Kaynağı

Hepimiz hayatlarımızı en iyi şekilde planlıyoruz ama adını koyamadığımız eksikleri kabullenerek yaşamaya başlıyoruz. Sevemediğimiz, sevgimizi kat(a)madığımız hayatların sahibi oluyoruz. Sevmediğimiz işlerde ömrümüzün en güzel zamanlarını tüketiyoruz. Sevdiğimizden emin olmadığımız eşlerle aynı yastığa baş koyuyoruz. Hazır mıyız, değil miyiz bilmeden ebeveyn oluyoruz. Aynı sorunun sonuçlarıyla dünyaya getirdiğimiz çocuklara da yeterli sevgiyi gösteremiyor ve dönülmez bir yıkım olarak sevgisizlikten hep birlikte nasibimizi alıyoruz. Sorun şu ki, sevginin gücünü ve önemini bilmemize rağmen bunu çok azımız içselleştiriyor.

Hızla gelişen teknoloji ve bunun artırdığı konfor hayatımızı gerçekten de kolaylaştırdı mı? Teorik olarak evet demek mümkün. Yakın geçmişte dahi ulaşım günlerce, haftalarca sürerken şimdi dünyanın bir ucundan diğerine birkaç saatte gidebiliyoruz. Eskiden sevdiklerimizden aylarca mektup beklerken görüntülü konuşma yapılabilen bir zamana geldik. Bize kazandırılan bu zamanla daha fazla üreten, çevresine ve kendine daha fazla zaman ayırabilen mutlu insanlar olmamız gerekmiyor muydu? Ne var ki tam tersi oldu. Artık daha çok derdimiz var. Zamanın nasıl geçtiğini anlamıyoruz. Verimsiz ve mutsuz insanlar haline geldik. Teknolojiyle açlıktan, soğuktan korunduk. Yakalandığımız hastalıklara çare bulduk. Evlerimiz sıcak, giysilerimiz güzel, karnımız tok. Temel ihtiyaçlarımız en iyi şekilde karşılanırken yine de hastalanır olduk. Âşık olmaya vakit bulamaz hale geldik. Her şeye ışık hızında ulaşırken bir şeyleri özlemeye zaman bulamaz olduk. Eskiden ailemizle mutlu olurken şimdi sosyal medyanın etkileriyle hisseder olduk. Beynimiz mutluluk hormonu olan dopamini artık sevdiklerimizden değil, sosyal medya beğenileriyle alıyor. Bu durumda suçu sosyal medyaya veya teknolojiye atmak yerine kendimize soralım: "Sahi, bizi hasta eden ne?"

Basit bir örnekle devam edelim. Bir makineyi haddinden fazla çalıştırırsanız sık sık arızalanmaya başlar. Eğer makineyi olumsuz şartlara maruz bırakırsanız (aşırı nemli bir ortamda veya yağmur altında) yine bozulur. Atalarımız dış etkenlerle hava koşullarından korunamama, yetersiz beslenme gibi nedenlerle hasta olurken bugünün koşullarında insan dışsal olumsuz etkenleri ortadan kaldırdığı halde makinenin haddinden fazla çalıştırılması nedeniyle bozuluyor. Yani insanlar sıcacık evlerinde karınları tokken başlarını yastığa koyduklarında uyuyamıyorlar. İlkel koşullarda olmadığımız halde bir şekilde hasta oluyorsak, sevgi eksikliğinin etkisini unutmamamız gerekir.

Teknolojinin gelişmesi, artan hız ile insan beyni evrildi ve hazzı öteleyemeyen, bununla birlikte yalnızlaşan bir toplum yapısı oluştu. Köyden kente göçlerin artması kalabalık aile yapılarını parçaladı. Son elli yılda nüfusun %50'sinden fazlası köylerden şehirlere göç etti. Mahallede veya köyde herkesin birbirini tanıdığı bir toplum kapı komşusunu dahi bilmeyen bir çevre haline geldi. Bu durumun devasa ruhsal yıkımları, etkisini bugün de göstermeye devam ediyor.

Türkiye İstatistik Kurumu'nun verilerine göre 2017 yılında gerçekleşen evlilik sayısı 569.459. Bu, evlilik oranının bir önceki yıla göre %4,2 oranında azaldığını gösteriyor. Yine aynı yılın verilerine göre boşanma sayısı %1,8 oranında artarak 2017'de 128.411 olmuş. Azalan evlilik oranları ve artan boşanmalar sonucunda ülkemizde aile kavramı konusunda maalesef olumsuz bir dönüşüm yaşanmış, bu durum doğrudan doğum tablosunu etkilemiştir. 2017 ile 2018 arasında dahi bir uçurum gözleniyor.

Uygulanan üç çocuk politikası öngörüldüğü gibi bir sonuç vermemekle birlikte çocuk sahibi olmak isteyenlerin sayısında ciddi bir düşüş yaşandı, dolayısıyla çocuk sayısı da bir hayli düşüş gösterdi. Sonuç olarak aileler küçüldü ve biz yalnızlaştık. Eskilerin selam vererek yürünen mahalleleri, sıkça çalan kapıları, kalabalığıyla gönlümüzü huzura doyuran o sıcacık evleri yerini hiç konuşmadan evden çıkıp geri geldiğimiz iki üç kişilik ailelere bıraktı. Bu evler belki de artık sadece barınma ihtiyacımızı karşılayabildiğimiz duvarlara dönüştü. Bir derdimiz olsa kalabalığın muhabbetiyle derdimizi unutup gülebildiğimiz, yüzümüz düşse derdimizi soran kalabalık ailelerimiz yok artık. Çocuklarımıza, "Okuldan gelince ben evde yoksam Ayşe teyzene git," dediğimiz günler çok geride kaldı.

Güvende Hissedemiyoruz

Yaşananların bedelini hepimiz ödüyoruz. Çocuklarımızı temel ihtiyaçlarımızdan biri olan ve belki de yalnızca sevgiyle sağlanan "güvende olma" duygusundan mahrum bırakıyoruz. Çocuk, aile sıcaklığından uzakta büyüyor. Pek tanımadığımız bakıcıyla veya sevginin bölündüğü kreş gibi kurumlarda kalıyor çocuklar. En acısı da bu şekilde yaparak ona en iyi imkânları sağladığımızı düşünmemiz.

Yapılan araştırmalar gösteriyor ki, sevgi görmeden büyüyen kişiler hayatları boyunca kendilerini güvende hissedemiyor, kendilerini değerli göremedikleri bir yaşama mahkûm oluyorlar. Bu sorunu aşabilmek için de maalesef başka yollar arıyorlar. Bu arayış sürecinde vücutlarının sinyaller gönderdiği, bilfiil hastalıklarla baş etmeye çalışacakları uzun bir yol bekliyor onları.

Hırsızlığın bile anne sevgisi eksikliğine dayandığını biliyor muydunuz? İşte tam da bu yüzden, toplumsal huzurun sağlanması için eğitim tek başına çözümü mümkün kılmıyor. Sevgisiz büyüyen, hisleri körleşmiş bir insana doğruyu yanlışı formül gibi ezberletemezsiniz çünkü insan unutabilen ama düşünebilen bir varlıktır ve öğrendiklerini unuttuğu anda rehberi aklı ve vicdanıdır. Vicdanı besleyen ve onu diri tutan yegâne şey de sevgidir.

Timüs Bezi ve Sarılma ile Gelen Sağlık

Sevgi deyince akla sarılma eylemi ile tetiklenen timüs bezi ve bağışıklık sistemimizin merkezi gelir. Yaşadıklarımızdan haz alma duygusu ile konuşma ve gülümsemenin ana kaynağı. Hayatın içindeki stresi timüsün aktivasyonu ile engelleyerek stresin bağışıklığımızı yenmesine izin vermez ve onu güçlendirebiliriz. Bebek ve çocukların timüsü iricedir. Ergenlik döneminde ceviz büyüklüğüne ulaşır ama ilerleyen yaşlarda küçülerek bezelye boyutlarına iner. Yaşlılıkta ise tamamen yok olur. Stresten ve kaybetme korkusundan uzak yaşayan insanlardaki timüs bezi, yaşlandıklarında bile ceviz büyüklüğündedir.

Timüs bezi teknik olarak troid bezinin altında, kalp ve gırtlak çakrası arasında, iman tahtası denen göğüs kafesinin üst kısmının tam arkasında, göğsün ortasında ve soluk borusunun önünde bulunur. Çok ve sık titreşen timüs bezi kişinin bağışıklık sisteminin güçlenmesine yardımcıdır. Aktivitesini yitiren timüs bezi aşırı asabiyete, ani davranış değişikliklerine, konuşmada tutukluğa, alınganlığa dahi neden olabilir. Tarzan'ın davul çalar gibi göğsüne vurması, ağıt yakan teyzelerin göğsünü yumruklaması da bu yüzdendir diyebiliriz.

Timüs bezinin uzun uzun anlatılacak çok özelliği var. Sıkça titreterek endorfin ve serotonin hormonlarını salgılatan kişiler sağlıklı olur, genç kalır ve geç yaşlanır diyebiliriz. Hatta bu iki hormon timüs bezinin ve kalbin enerji kaynağı olduğundan, timüsün ürettiği T hücreleri, yani lenfositler, bedene zararlı olan hücreleri yok eder de diyebiliriz. Bağışıklık sistemini çökerten hastalıkların ölümcül olma nedeni olan T hücreleri ile haberleşme hattını da bu sistem keser.

Birbirinize Timüs Verin

Şimdi işin özünü söylüyoruz. Sıkıca sarılmak en güzel sevgi gösterisidir ve timüs bezini en iyi harekete geçiren eylemlerden biridir. Haliyle kucaklaşmayla harekete geçen bu mekanizma alyuvarların üretimini artırarak vücudu daha sağlıklı hale getirir. Sarıldıkça salgılanan hormonlar karşımızdakinde rahatlama ve mutluluk duygusu oluşur. Bedenin kimyası değişir ve sinir sistemi sakinleşir. Beynin tüm fonksiyonları hızlanır. Siz kucaklaştıkça oksitosin seviyesi yükselir, bu da yalnızlık ve öfke duygusunu bastırır. Kucaklaştığında belli bir süre öyle kalmak ise motivasyon ve mutluluk sağlayan serotonin hormonunun yükselmesine neden olur.

Sevgisizliğin ortaya çıkardığı hastalıkları incelediğimizde, sevgiyi göstermenin önemi daha da anlaşılıyor. Bunun en iyi yollarından olan sarılmak, işte böyle hayati değişiklikler ortaya koyuyor.

Sevgi ve sevgiye dayalı sarılmak kendimize olan güvenimizi artırıyor. Kucaklaşmak, bize sevildiğimizi ve özel olduğumuzu hissettiriyor. Özellikle çocuklar için sarılmak ve sevgi gördüğünü hissetmek çok ciddi önem taşır. Çocuk bu şekilde sevildiğini sezer ve başkalarına da sevgi göstermeyi öğrenir.

Sevgimizi göstermenin sarılma boyutu, güven duygusu gibi samimi bir iletişim oluşmasına neden olur. İletişim kurmanın en samimi ve duygusal yolu olan kucaklaşma empati yeteneği, arzu, cesaret, mutluluk ve birçok olumlu duyguyu beraberinde getirir. North Carolina Üniversitesi'nde yapılan bir araştırma, stres altındayken salgılanan kortizol hormonunun en az 15-20 saniye süren bir kucaklaşmadan sonra (daha çok kadınlarda) düştüğünü söylüyor. Sarılmak, timüs bezinin de etkisiyle stres seviyesini düşürüyor ve ruh halini iyileştiriyor.

Kanada'da yapılan bir araştırma sonuçlarına bakıldığında, sıkı ve içten bir kucaklaşma içinizdeki olumlu duyguların tümünün ortaya çıkmasına neden oluyor. Karamsar olmayı engellediği gibi düzenli sarılan kişilerin ruh sağlığını dengede tuttuğu, depresyon riskini de azalttığı belirtiliyor.

Özet olarak başta uzak ihtimal gibi görünse de hastalıklardan kurtulmak, iş buralara gelmeden önce de sevdiklerinizi elinizde tutmak için onlara sarılın. Bunu hem sizin hem de onların önce ruh sonra beden sağlığı için yapın.

Sevgisizlik ve Stres

Stres, insanın kendini baskı altında hissetmesidir. Başlıca nedeni sevgi yoksunluğu olan stres endişe, korku, heyecan, güvensizlik gibi duyguların yoğun olarak yaşanmasıyla vücuttaki dengeyi bozan, belli reaksiyonlar gerçekleşmesine neden olan menfi bir durumdur.

Sinir sistemi baskı altındayken vücutta adrenalin, kortizol, noadrenalin gibi hormonlar salgılanır. Bu hormonlar hissettiğimiz baskıyla savaşabilmemiz için bazı fiziksel değişimler meydana getirir. Stres tepkisi dediğimiz bu değişimler motivasyon yükseltme, odaklanma gibi savunma teknikleriyle içinde bulunduğumuz durumdan çıkmamıza öncülük eder. Ancak eğer stres hayatımızda daha çok yer eder ve sıkça tekrarlanırsa, vücudumuzun savunma mekanizması yetersiz kalır, bedenimizde ve ruhsal dünyamızda sıkıntılar ortaya çıkmaya başlar.

Bu durumdan ilk etkilenen yer, solunum sistemimizdir. Yaşadığımız yoğun panik, endişe, heyecan normalden hızlı veya yavaş nefes almamıza sebep olur. Özellikle kişi nefes darlığı olan ve yeterli oksijeni sağlamakta güçlük çeken biriyse (örneğin astım hastaları) kontrol etmekte zorlandığı solunum, yeteri kadar soluyamama hissiyle panik atağa sebep olabilir. Sevgisizlikle birlikte ortaya çıkan aşırı stres kortizol salınımını artırarak kişinin hastalıklara karşı direncini düşürür.

Sebebini bir türlü anlayamadığımız boyun, sırt ağrılarımızın nedenlerinden biri de maalesef sevgisizliğe bağlı strestir. Vücudun kendini yaralanma ve acıdan koruma yöntemlerinden biri de kasların gerginleşmesidir. Sık sık strese maruz kalan vücutta kas gerginliği sıklaşır. Bu da omuzlarda kasılmalara, sırt ağrılarına, hatta boyunda ve başta gerginlik, dolayısıyla migren ve baş ağrısına sebep olur.

Aile ve Mahremiyet

Sevginin bizler için ne kadar büyük bir önemi olduğunu artık biliyoruz. Şimdi sevdiklerinize, eşinize ve ailenize her zamankinden daha fazla ve sık sık sarılın. Sarılmanın ne denli olumlu bir döngüsü olduğunu timüs bezi üzerinden etraflıca ele aldık. Dünyanın neresine giderseniz gidin, hayatınızın her evresine sevgi tohumları ekin.

Artan boşanma sayıları, azalan evlilikler ve çarpık ilişkiler... Dünya ne kadar kirlenirse kirlensin kendi dünyamızı yeniden ele almalı, mahremiyeti her zamankinden fazla korumalı ve dünyaya karşı bizi biz yapan aile kavramını tekrar ele almalıyız. İnanç sistemimizi yeniden sorgulamalı ve inancın da en az sevgi kadar etkili olduğunu, bizi temiz, umutlu ve mutlu kıldığını unutmamalıyız.

Günümüzün hastalığı olan dedikodu, fitne ve çekememezlik sarmalına yenilmemeliyiz. Aile ve akraba kavramlarını yeniden gündeme almalı ve dünyayı değiştirmeye önce kendimizden başlamalıyız.

Çocuğunuz varsa ona da sarılın. Özellikle iki yaşına kadar birlikte vakit geçirmenin yollarını arayın. Kuzenleriyle iletişimini artırın. Babaanne, anneanne, dede, dayı, amca, teyze, halalarla vakit geçirmesini sağlayın. "Aman bana kimse karışmasın," diyerek yalnızlaşmayı seçmek yerine aile bağlarına önem verin. Evlatlarınızın sevgiyi ve korunmayı dışarıda aramaması için onları kendi değerlerinize yöneltin. Aile bağlarınız olmasa, siz veya çocuğunuz için canını kim ortaya koyar? Kim derdimizle dertlenir ve bedel ödemeye razı olur? Hoşgörüsüyle övündüğümüz sıcacık Anadolu kültürü bu değil miydi?

Sevgiyi getiren güven duygusunun en temel öğeleri ailenin bu damarları içinde yer alır. Sosyal medyadaki beğenilerden tatmin sağlamayı hayatımızdan çıkarmalıyız. Sevgi eksikliğimizin sebepleri arasına giren tüm sosyolojik kavramları yeniden ele almalı, özgürlük adı altında savurduğumuz hayatımızı tekrar kazanmalıyız. Unutmayalım ki geçen zaman geri gelmiyor; giden hem sağlığımızdan hem de ömrümüzden gidiyor. İnsanı mutlu eden şeyler bu kadar basit iken şifa neden uzakta olsun ki?

İNANCIN İYİLEŞTİRİCİ GÜCÜ

Konumuz "hasta olmadan şifa" temasına dayandığı için her şeyi ve öncesini ele alıyoruz. Yani ruhumuzu tedavi etmenin en etkili silahlarından inancı da ekliyoruz tedavinin en başına. "Önce kendinize inanın..." gibi kişisel gelişim cümlelerinden çok daha büyük bir inanç kavramından bahsediyoruz. Bu konu İslam âlimlerinin alanına giriyor gibi dursa da psikolojimize olan etkilerinden bahsedeceğimiz için yeri tam da burası.

Sıradan bir olay gibi görünen inancın tüm hayatımızı, sağlığımızı ve ruhumuzu nasıl onardığını görmek hepimiz için çok şaşırtıcı olacaktır. İnsanın kendisinden daha nitelikli bir varlığa inanma ihtiyacı yaratılışa kadar uzanır. Bu öylesine önemli bir ihtiyaçtır ki, yeme, içme, barınma gibi zamana ve gelişmelere yenilmeden günümüze kadar önemini koruyarak gelmiştir.

Kelime anlamı "birine duyulan güven, bir düşünceye gönülden bağlı bulunma" olan inanç, insanlar ve medeniyetler dönüşüp toplumlar değişse de 45.000 yıldır varlığını sürdüren bir kavramdır. Peki inanışların toplumdan topluma değişim göstermesine rağmen din önemini nasıl korudu?

Dinler toplumlara tebliğ edilmeseydi bile insanın tapınma, bir yere veya bir yaratıcıya ait olma isteği hep vardı. İnanç, medeniyet tarihi boyunca birleştirici bir kavram olmuştur. Toplumları bir arada tutmakta vicdan, merhamet ve adalet gibi en temel kavramları elinde tutan bir güç haline gelmiştir. İnanç aynı zamanda ölüm gibi en yıkıcı sonda bile ölüm sonrası hayatı vaat eden, kötülüğün er veya geç cezalandırılacağı, iyiliğin ise muhakkak ödüllendirileceği bir sistemi anlatarak insanın iç dünyasına huzur veren bir olgudur. Dolayısıyla tarihin her aşamasında inançlı bir insanın inancını kaybetmiş bir insana göre ruh, beden ve zihin üçgeninde en sağlıklı hayatı yaşadığı tartışılmaz bir gerçektir.

Doğuştan sevgiye, güvene ihtiyaç duyan insanoğlu bunu ilk önce annesi ve çekirdek ailesinden edinse de temelde hayatı boyunca etkili olacak inancından, gördüğü ve anlamlandırmaya çalıştığı evrenin bir yaratıcısı olduğu fikrinden alacaktır.

İnanç ve Günlük Yaşam

İnsan doğumdan ölümüne kadar sevgiye ve güvene ihtiyaç duyar. Yaşadığımız aile kayıpları ve değişen arkadaş profillerimizde en sadık yerdir inancımız. Herkes gider, geride bir tek "O" kalır. Yaratıcımız, O'na olan dualarımız, ibadetimiz, inancımız yağmurda koşarak sığındığımız şemsiye gibi dünyadaki tüm stres ve sorunlardan kaçıp nefes aldığımız yerdir. Biliriz ki orada çok seviliriz ve o âlemde güvendeyiz.

Bugünün modern insanı temiz duygularını yozlaştırdı. Sevgi, yerini takdire, güven duygusu ise "güç" arayışına bıraktı. Haliyle dilinden ya da görünüşünden dindarlık akan çoğu insan da gerçek amacından saptı, güç ve hâkimiyetin kölesi haline geldi. Bu durum sosyal hayatın zorlaşmasına, insanların mutsuz olmasına, günün sonunda ise kitlesel bir kirlenmeye neden oldu.

Din Psikolojisi Kavramı Nedir?

Yaklaşık yüz yıllık geçmişi olan ve maneviyat ile psikolojiyi bir potada eritmeye çalışan "din psikolojisi" kavramı, insan ile din arasındaki ilişkiyi anlamaya çalışır. Dini kavramları yargılama amacı gütmeden insanın dine karşı tutumlarını inceler ve anlamlandırmaya çalışır. Tarihi gelişimine bakıldığında din psikolojisi, bir alt dal olarak 1800'lü yılların sonu, 1900'lü yılların başında Amerikan psikolojisi içinde ortaya çıkmıştır. Ortalama yüz yıllık birikime sahip bir disiplindir.

Tarihi sıralamaya göre G. Stanley Hall'ın Dine Dönüşüm Üzerine Araştırmalar ve Çocukların Ahlakı ve Dinsel Eğitimi, James H. Leuba'nın Dinsel Olgular Psikolojisi, Evdin Diller Starbuck'ın Din Psikolojisi, George Albert Coe'un Spiritüel Yaşam ve Din Psikolojisi, William James'in Dinî Tecrübelerin Çeşitliliği, James B. Pratt'in Dinî İnançların Psikolojisi ve Dinî Bilinçlilik çalışmaları bu alanda öncü olmuştur.

Din psikolojisi içinde dini yaşantı farklılıklarını, dini yaşantıların sebeplerini, dini inançları ve yaşam devam ettiği sürece dini inançlarda görülen değişiklikleri bulabilirsiniz. Din ve önyargı, dinin yararları ve bedelleri, dua etme biçimleri, dinin davranışlar üzerindeki etkileri, zor zamanlarda başvurulan bir baş etme yöntemi olarak dini inançlar, din değişikliği, dine adanış, kişisel dini uygulamalar, din ve duygular, din ile ruh sağlığı, genel iyilik hali ve fiziksel sağlık arasındaki ilişkiler de yine din psikolojisi alanındaki önemli konu başlıklarıdır. Ayrıca din ve psikoterapi, psikoterapide manevi yaklaşım, farklı dinden insanlarla psikoterapi, dini inançların gelişiminde sosyal, bağlamsal ve kültürel faktörler, din ve kimlik, din ve kendini gerçekleştirme, din ve evlilik uyumu gibi pek çok konu da yine bu disiplinlerde ele alınmaktadır.

İbadet Ânında Beyin

Beden ve ruh harika bir birliktelikle çalışır. Ruhsal durumlarımıza uyum sağlayan beyin, ibadet ânımızda farklı frekansa geçerek inanç ve ruh bütünleşmesini sağlar. Biz ibadet ederken beyimiz alfa frekansından daha derin dalga olan teta frekansına geçer. Bunu, rahatlamamızı ve güvende hissetmemizi sağlayan yarı hipnoz hali gibi düşünebiliriz. Tabii bu durum düzenli yapılan ibadet veya meditasyonla yaşanabilmektedir.

Belirli zamanlarda edilen duaların kabul olunduğu bilinir. Yağmur yağarken veya secde ânında gibi örnekleri duyarız. Bunun sebebinin epifiz bezi olduğu söyleniyor. Epifiz bezi, üçüncü göz çakrası diye de bilinir. Bahsettiğimiz yeri, secdede alnın değmesi istenen yer diye tarif edebiliriz. Epifiz bezi sezgisel yeteneklerinizi ve içgörünüzü artırır. Vücudun ana kaynaklarından biridir. O yüzden bu bezin hormon salınımı artırmak gerekir. Örneğin bu bez teheccüd namazının kılındığı saatlerde oldukça yüksek düzeyde çalışmaktadır.

Normalde beta frekansında (8-12 Hz) çalışan beynimizin frekansını düşürebiliyor ve artırabiliyoruz. Örneğin çok ibadet eden insanların 40 Hz gama frekansına ulaştığı söyleniyor. Bu ulaşılması zor, muhteşem bir değer.

İbadet anlarında (yoga, meditasyon, namaz) beynimiz belli bir dalgada frekans yaymaya başlar. Biz kaygılarımızı azaltabilmek için frekansımızı düşürmeye, teta frekansına inmeye çalışıyoruz. Dua, meditasyon gibi anlarda beynimizde bir frekans değişimi oluyor ve dünyanın merkeziyle uyumlu frekansı yakalıyoruz. O yüzden dualar çabuk kabul oluyor.

İnancın bir de DNA'mızın üzerinde, yaşlanmayı geciktiren "telomer etkisi" var. İbadet edenlerin daha geç yaşlandığı görülüyor çünkü DNA'nın üzerindeki telomer denen yapının daha uzun olması yaşlanmayı geciktiriyor. Hayatımıza yeni giren telomer aşıları ve kremlerine gerek kalmadan doğru şekilde oluşturduğunuz inancınızla bunu kendiniz yapabiliyorsunuz. Yoga, meditasyon ve ibadetle beraber kişinin frekansı düşüp sezileri de biraz daha açılmaya başlayınca beynin insula bölgesinin, yani empati bölgesinin de geliştiği söyleniyor. Hayatımızda en çok ihtiyacımız olan şeylerden biri empati, karşımızdaki insanı anlayabilmek.

İnancın Psikolojik Etkileri

Önceki bölümlerde sevgisizliğin insan bedenindeki etkilerinin incelerken sevginin sağladığı güven duygusunun insan için ne kadar önemli olduğundan bahsetmiştik.

İnanç, temelinde sevgi, ait olma, korunma ve güven duygusu yatan ihtiyaçlarımızdan biridir. Bizden daha üstün, sonsuz yetkisi olduğuna inandığımız bir Yaratıcı'yı çok severiz ve O'ndan sonsuz sevgi bekleriz.

İnsan için inanç, güven demektir. Kişi bilinmezliğin yarattığı korkuyu inancıyla bastırmak ister ve inancı ruhani buhranlarını bastırmasına yardımcı olur. Ölümden sonra ne olacağı, kaybettiğimiz sevdiklerimizin iyi olup olmadığı gibi bilmediğimiz konuların ruhumuzda yarattığı endişeyi, kendimizle baş başa kaldığımızda hissettiğimiz bireysel kaygılarımızı inandığımız varlığın gücünün bizi koruyup kollayacağı, iyi olacağımız telkiniyle izale ederiz.

Burada anahtar sözcük "inanç". Yani bizim için inanılan şeylerin doğruluğundan çok inancın kişi üzerindeki etkisi önemli çünkü inanç, günümüz teknolojisinin dahi sağlayamadığı bir güç verir insana. "İnanmak başarmanın yarısıdır" sözü kişiyi hedefe odaklar mesela. Hatta çoğu zaman iyileştirir. Plasebo etkisini hatırlayalım; şekeri ilaç bilerek aldığında bu inançtan doğan iyileşme gücü bir nevi. Örneklersek, bir deneyde baş ağrısı çeken iki deneğe birer kapsül verilir. Kapsülün biri ağrı kesici özelliğe sahipken diğeri boştur. Ancak iki hastanın da ağrısı diner çünkü iki denek de ağrı kesici aldığına inanmış ve sonucu beklemiştir. Kapsülün birinin boş olması sonucu değiştirmemiştir. Buradaki iyileştirici güç inançtır.

Bir yakınımızı kaybettiğimizde onun için sık sık dua ederiz ve bu, yaşadığımız ağır üzüntüye rağmen bize iyi gelir, ayakta tutar. Daha önce ölümü yaşamamamıza ve ölen kişinin başına ne geldiğinden emin olmamamıza rağmen onun iyi bir yerde olduğuna, dualarımızın ona yardımcı olduğuna inanırız. Bu ruhumuza iyi gelir, dışarıdan kimsenin sağlayamadığı, hatta ilaçların dahi veremediği bir güç verir. Bize iyi geldiği için, ruhumuzu ferahlattığı için inanç çok önemlidir.

İnancın Sağlık Üzerindeki Etkileri

İnancın sağlığımız üzerindeki etkisi kabul edilmiş, çalışmalarla desteklenmiştir. Araştırmalar, çaresi olmayan ölümcül hastalıklara yakalanan insanlar arasında inançlı olanların durumu daha çabuk kabullenip iyileştiğini göstermiştir. Diğer bir araştırmada, Amerika, Kanada ve Batı ülkelerinde yapılan 400 röportaj ve 1200'den fazla çalışmada düzenli ibadet eden insanların seyrek ibadet edenlere veya hiç ibadet etmeyen insanlara göre daha az hastalandığı görülmüştür. Bunun başka bir örneğini de Kuzey Amerika'da yapılan çalışmada görüyoruz. Araştırma sonuçlarında kanser, kalp rahatsızlığı, hipertansiyon gibi üç önemli hastalık da maneviyatı yüksek, dini eğilimleri olan insanlarda daha düşük oranlarda görülüyor. İbadet eden insanlarda depresyon diğer insanlara göre daha az görülmüş, yaşlılarda ise bunama oranının aynı yaştaki diğer insanlara göre daha az olduğu tespit edilmiş.

Dr. Levin, araştırmasında şunu vurguluyor: Kendilerini bazı davranışlarında kısıtlayan ve sağlıklı bir hayat tarzını destekleyen dini grup üyeleri daha az kalp krizi, hipertansiyon ve kanser riski taşırlar. Daha sağlıklı, uzun bir ömre sahip olurlar. Alkol ve sigara gibi zararlı maddeleri yasaklayan, kısıtlı diyet uygulatan, evlilik dışı cinsel hayata müsaade etmeyen dinler bu konularda avantajlıdır. İbadet için bir yere devam etmeden ve ibadet olarak birtakım bedensel aktiviteler yapmadan bu yarar sağlanamaz.

Dr. Levin'in ayrıca belirttiği bir husus daha var. "Kuzey Amerika katilleri" olarak bilinen üç hastalığa (hipertansiyon, kanser ve kalp) inançlı insanlarda inanmayanlara oranla daha düşük oranda rastlandığını söylüyor. Mesela Yahudi kadınların, eşlerinin sünnetli olmalarından dolayı rahim kanserine daha az yakalandıklarını söylüyor. Keza sünnet olmayan Hindular arasında rahim kanseri, Hint Müslümanlarına oranla oldukça fazla görülüyor.

Kendini Yaratıcı'ya karşı sorumlu hissettiği için inanan insanlarda intihar eğilimi daha düşüktür. İnanan kişi, kendine ve çevreye zarar vermekten kaçınır. Kısacası inanç ve beraberinde ibadet, daha sağlıklı yaşamamızı sağlıyor.

Batı dünyasının bu konuda daha somut uygulamalar yaptığını söyleyebiliriz. Amerika'da 125 tıp fakültesinin yarısından fazlası "din ve tıp" konulu kurslar veriyor. Kanada'da Toronto Üniversitesi'nde ise "maneviyat ve sağlık" konulu kapsamlı bir konferans düzenlendi. Amaç, insanların inançlarının bedenlerinde sağladığı iyileşme halini tıpla birleştirip daha iyi sonuçlar almaktı çünkü görülüyor ki, ibadet, meditasyon gibi manevi gücü ve beden-zihin etkileşimini artıran uygulamalar birçok ilaçtan daha etkili.

Bu konuda yazılmış iki önemli eser var. Biri din ve sağlığın bağlantısını araştıran çalışmalar arasından seçilmiş 712 sayfalık bir eser olan The Handbook of Religion and Health (Din ve Sağlık El Kitabı), diğeri ise hastalık ve ölüm konusunda inançlı grupların diğerlerine göre daha iyi durumda olduğunu söyleyen uzmanların belki de en önde geleni olan Dr. Jeff Levin tarafından yazılmış God, Belief and Health (Tanrı, İman ve Sağlık). Okuma listenize almanızı tavsiye ederiz.

Tüm bu çalışmaların ortak bir sonucu var: İnancın psikoloji üzerindeki etkisi azımsayamayacak kadar büyük. Yüksek seviyelerdeki maneviyat ve dini inanç kişiye anksiyete, stres gibi psikolojik hastalıklara karşı direnç kazandırıyor. İnançları insana güven veriyor, yeteneklerin ortaya çıkmasına zemin hazırlıyor ve sahiplenme duygusunu güçlendirerek daha huzurlu bir hayat vaat ediyor.

Sonuç olarak inanç şifa serüveninin vazgeçilmez bir parçasıdır. Fiziksel ve ruhsal, her anlamda iyi olmak isteyen insanın, sistemin en başına bir tedavi yöntemi olarak inancı yerleştirmesi hiç şüphesiz doğru bir karar olacaktır.

Hasta olmadan şifa...

- İnancın her türlü iyileştirici gücünü keşfedin.

* Yaratıcı'ya sığının ve yalnız O'ndan yardım dileyin.

* Duanın sihirli gücünü ıskalamayın.

* Sevginin her ilaçtan üstün olduğunu sakın unutmayın.

* Ağzınızdan dökülen her cümleden sorumlu olduğunuzu bilin.

* Hikâyenizin atalarınıza kadar uzanabileceğini göz ardı etmeyin.

* Anne karnındaki öykünüzün de hayatınıza sirayet edeceği gerçeğiyle yüzleşin.

İşte bütün bunları tam manasıyla yaptığınızda, olabildiğince sağlıklı bir ruh hali ve sağlıklı bir ömür geçirirsiniz.

Hastalık Örnekleri

Yukio Mişima Örneği – Hapsolmuş Çocuk Ve Acıyı İnkâr Etme İhtiyacı

1970 yılında 45 yaşında harakiri yapan meşhur Japon şair Yukio Mişima, içinde marazi ve sapkın şeylere karşı bir eğilim hissettiği için kendisinden sıkça canavar olarak söz ediyordu. Fantazileri ölüm, karanlık dünya ve cinsel şiddet ile ilgiliydi. Öte yandan şiirleri ona muazzam acı çektiren olağandışı bir hassasiyete ve çocukluğundaki trajik tecrübelerden kaynaklanan bir acıya işaret ediyordu.

Ailenin ilk çocuğu olan şair Mişima, 1925 yılında doğduğu zaman annesiyle babası yeni evliydi ve büyükanne ile büyükbabasının evinde yaşıyorlardı. Dönemin Japonya'sında bu durum hiç de tuhaf değildi. Çok küçük yaşlardan beri o sırada elli yaşında olan büyükannesinin odasında kalıyordu. Karyolası onun yatağının yanında duruyordu. Orada yıllarca dış dünyadan uzak ve tamamıyla onun ihtiyaçlarına açık bir şekilde yaşadı. Mişima'nın büyükannesi şiddetli depresyondan mustaripti. Ara sıra küçük çocuğu histeri krizleri ile dehşete düşürüyordu. Kocasını ve oğlunu, yani Mişima'nın babasını hor görüyor, ancak kendi üslubuyla torununa tapıyordu. Dahası torununun yalnızca kendisine ait olmasını istiyordu. Şair otobiyografisinde, büyükannesiyle paylaştığı odanın bunaltıcılığını ve berbat kokusunu hatırlatıyor, ancak içinde bulunduğu durumun oluşturduğu öfke veya tepkiden hiç söz etmiyordu zira bu durum ona normal geliyordu.

Yukio Mişima dört yaşındayken ciddi bir hastalık geçirir. Bu daha sonradan kronik olduğu ortaya çıkan ve kendi kendini zehirleme tanısı konan bir hastalıktı. Altı yaşında okula ilk gittiğinde diğer çocuklarla hayatında ilk kez temas kuruyor, onların arasında kendini tuhaf ve yabancı hissediyordu. Haliyle diğer çocuklarla iletişim kurmakta zorlanmıştı çünkü bu çocuklar ailelerinden çok daha farklı bir muamele görmüşlerdi ve duygusal açıdan ondan daha rahat ve doğaldılar.

Mişima dokuz yaşındayken anne babası kendi dairelerine taşındı, ancak oğullarını yanlarına almadılar. O sırada büyükannesinin cesaretlendirmesiyle şiir yazmaya başladı. Nihayet on iki yaşında anne babasının yanına taşındığı zaman annesi yazdıklarıyla gurur duymuştu fakat babası yazdıklarını yırtıp attı ama Mişima gizlice yazmayı sürdürdü. Evde ne anlaşılıyor ne de teşvik ediliyordu. Büyükannesi ondan bir kız yaratmaya çalışmıştı. Öte yandan babası da şiddetli dayaklarla onu bir erkeğe çevirmeye kalkıştı. Mişima sık sık büyükannesini ziyaret ediyordu. Oraya gitmek, onun için babasının zulmünden kaçışı temsil ediyordu.

On üç yaşındayken büyükannesi onu ilk kez tiyatroya götürdü. Bu ona yepyeni bir duygu dünyasının kapısını açmıştı.

Mişima'nın intiharının, erken yaşta büyükannesinin davranışlarına duyduğu isyan, öfke ve kızgınlığı yaşayamamasının bir ifadesi olarak ortaya çıktığı görülmektedir. Ona duyduğu minnet, bu duyguları gönlünce yaşamasını engelliyordu. Yalnızlığıyla ve babasının davranışıyla kıyaslandığında büyükannesi onun gözünde bir kurtarıcı olarak görünmeye mahkûmdu. Gerçek duyguları, bu kadına duyduğu sevginin zindanında hapsolmuştu.

Mişima'nın yaptığı harakiriyi açıklayacak birçok sebep var. Davranış ve tutumları tam anlamıyla bir eziyet olsa da ebeveynlerimize, onların ebeveynlerine ya da onların yerindeki kişilere minnet borcu duymamız gayet normal. Bu duygu ahlakın vazgeçilmez bir parçası. Ancak ahlak samimi duygularımızı ve kendi hakikatimizi taşsız bir mezara gömmemize sebep olan bir töreye dönüştüğünde sıkıntılar başlıyor.

Sadece büyüklerin haklı olduğu, küçüklerin ağır suçluluk duyguları ile baş etmeye çalıştığı süreç her zaman alttakinin ezildiği bir sisteme dönüşüyor. Ağır hastalıklar, erken yaşta ölümler, intiharlar aslında gerçek hayatlarımızı boğan toplumsal kurallara fazlasıyla uymanın hiç de mantıksız olmayan sonuçlarıdır. Hayatın kendisi yerine bu kuralları yücelttiğimiz sürece dünyanın her yerinde bu durum devam edecektir. Beden böylesi bir muameleye elbet tepki gösterecektir. Ve ne yazık ki onun konuştuğu tek dil hastalıktır. Çocukluktaki gerçek duyguların reddedildiği fark edilmedikçe de nadiren anlaşılan bir dildir bu.

"Psikoloji Hikâyeleri" Hakkında

Kitabımızda, ilgili hastalıkların hemen sonuna konulan on beş hikâyemiz var. Bu hikâyeler yıllar süren bir gözlemin, gelen binlerce yorumun içinden çekip alınan, süzülmüş ibret dolu özetlerdir. Tamamen gerçek olaylara dayanan bu hikâyeler, ana konsepte uygun, bahsettiğimiz duygusal sebepler ile ortaya çıkmış hastalıkları ele almaktadır. Hatta hikâyeler olaya yine tersten bakıp o hastalığı ortaya çıkarmış duygusal nedenleri anlatır. Hikâyelerdeki isimler, yerler ve kişiler tamamen kurgu ürünüdür. Anlatılanlar bir kişinin tecrübesini yansıtmaz, söz konusu sorunları yaşayan yüzlerce kişinin ortalamasını yansıtır. Hikâyeleri okuyan herkes, etrafında rahatlıkla gözlemleyebileceği olayları müşahede edecek. Tıpkı Karadeniz fıkralarında geçen Temel'in aslında kurgu bir karakter olmasına karşılık bütün bir Karadeniz'den Temel karakterinin çıkarsanması gibi...

Hastalıkların duygusal sebeplerine geçmeden önce DNA'dan atalarımıza, anne karnından sevgiye, inanca ve bizi bu yola sokan süreçlere beraberce dokunduk, tek tek değindik, hepsini ele aldık. "Hasta olmadan" bizi nelerin kurtaracağına, hasta olmanın önüne ne gibi yöntemlerle geçebileceğimize ayrıntılarıyla değindik. Artık biliyoruz: Hastalıklar aslında altlarındaki olası duygusal nedenleri işaret eder.

Vücudumuzla konuşmak istiyorsak onun bildiği tek dil olan hastalıkları öğrenmemiz gerekiyor. Bir bütün olan vücudumuzu yukarıdan aşağıya incelemek, baş bölgesinden ayağa doğru değerlendirmek bütüncül yaklaşıma uygun olacaktır. Çalışma boyunca inceleyeceğimiz her hastalığın olası duygusal nedenini ararken, hastalığın ait olduğu organı bularak ihtiyacınız olan cevaba ulaşabilirsiniz.

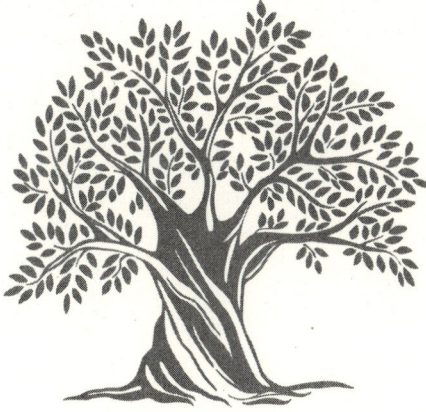

2. BÖLÜM

HASTALIKLARIN DUYGUSAL SEBEPLERİ

A

ALZHEIMER

Duygusal Nedenleri

"Artık yaşamla başa çıkamayacağım" duygusu,

Acizlik duygusu ve kendini güvende hissedememe,

Çocukluğun güvenli ortamına geri dönme arzusu,

Aile üyelerini yönetme ve merkezde olma arzusu,

Yaşadıklarını unutmak isteme.

Çözüm Terapisi

Yaşadıklarımı kabul ediyorum. Nereden gelip nereye gittiğimin farkındayım.

AMNEZİ (BELLEK KAYBI)

Duygusal Nedenleri

İnisiyatif alamamaktan dolayı hissedilen çaresizlik,

Yaşam problemlerinden / hayattan kaçmak,

Gelecek korkusu.

Çözüm Terapisi

Kararlarımı kendim alabilirim ve kendime kararlarım konusunda güveniyorum.

ANEVRİZMA

Duygusal Nedenleri

Baba ile ilgili iç çatışma, kendine ait alanda saldırı altında olma hissi.

Çözüm Terapisi

Aşırı hassas biri olsa da hasta kendini negatif duygular kumbarası gibi görmeyi bırakmalıdır. Sorunları üzerine çekmeye ara vermeli, mevcut problemleri yakın kişilerle paylaşmayı denemelidir. Aşırı inatçı tutumlardan vazgeçilmeli, saçma düşüncelere engel olmalıdır. Tamamen başka bir şey isteyen kalbe odaklanma zamanı gelmiş ve geçiyordur bile.

ADDISON HASTALIĞI

Duygusal Nedenleri

Duyulan derin korkulardan dolayı geleceğe adım atamamaktan dolayı kişinin kendine duyduğu kızgınlık.

Çözüm Terapisi

Kendimi seviyor, beğeniyor ve onaylıyorum. Kendime bakmam iyi ve güven verici bir şey. Değerli ve yeterli bir insanım. Hayatımda yalnızca doğru eylemler gerçekleşiyor. Eskiyi geride bırakıyorum ve yeniye hoş geldin diyorum. Her şey yolunda.

ASTİGMAT

Duygusal Nedenleri

Kendini olduğu gibi görmek istememek.

Çözüm Terapisi

Kendi güzelliğimi ve görkemimi görmeyi seçiyorum. Görmenin çok daha farklı ve değerli yolları olduğunu biliyorum.

AFT (AĞIZ YARALARI)

Duygusal Nedenleri

Yanıt vermek istiyorum ancak kendimi tutuyorum düşüncesi,

Aile içi iletişimsizlik,

Dile getirilememiş sorunlardan dolayı kendini yiyip bitirmek,

Karşı cinse öfke duymak,

Cinsellikle ilgili öfke ve tatminsizlik duygusu.

Çözüm Terapisi

Kendimi sevgiyle besliyorum. Sevgi dolu dünyamda yalnızca sevinç verici deneyimler yaratıyorum, her şey yolunda. Geçmişe sevgiyle bakıyorum. Yalnızca sevgiyi ifade etmeyi seçiyorum. Yeni fikir ve kavramlara açığım, onları sindirmeye ve özümsemeye hazırım.

APNE

Duygusal Nedenleri

Sonucunun olumsuz olacağı bilinen uzun süreli durumlara direnmek ve gerçekleri yok saymaya çalışmak,

Kaçınılmaz bir durumdan kaçmaya çalışmak.

Çözüm Terapisi

Olmuş ve olacak olanların benim elimde olmadığının farkındayım.

AMFİZEM

Duygusal Nedenleri

Çok derin hissedilen iletişim yoksunluğu.

Çözüm Terapisi

Dolu dolu ve özgür yaşamak en doğal hakkım. Hayatı ve kendimi seviyorum. Kendim için en iyisini istemek de en doğal hakkım.

ASTIM

Duygusal Nedenleri

Bulunduğum yerden farklı bir yerde olmak istiyorum,

Çocukluk korkularının tekrarlanması,

Bilinçaltı bağımlı olma arzusu,

Bastırılmış üzüntü ve gözyaşı,

Bir ebeveynden, genellikle babadan korkmak,

Karşı çıkmaya çalışmak ama çıkamamak.

Çözüm Terapisi

Hayatımın sorumluluğunu üstlenme güvenini duyuyorum. Özgür olmayı seçiyorum.

APANDİSİT

Duygusal Nedenleri

Hayatla ilgili gereksiz korkular,

Maddi anlamda istediğini ya da hak ettiğini düşündüğü kaynakları alamama,

Maddi olarak hayata katmak istediklerine sahip olamama hissi,

Korkularla baş edememek.

Çözüm Terapisi

Güvendeyim. Kendimi gevşetiyor ve hayatın zevkle akmasına izin veriyorum. Gözümde büyüttüğüm engeller beni korkutamaz.

ARTRİT (EKLEM İLTİHABI)

Duygusal Nedenleri

Kendini ve başkalarını acımasızca eleştirmek

Kindarlık

Kendi inançlarının doğruluğuna sımsıkı yapışmak

Çözüm Terapisi

Kendimi sevmeyi ve onaylamayı seçiyorum. Başkalarına sevgiyle bakıyorum

AŞİL TENDONU YIRTILMASI

Duygusal Nedenleri

Daha yüksek limitlere kendini zorlama.

Çözüm Terapisi

Bir amaç doğrultusunda başarıyla hareket etmem kendime zarar vermemi gerektirmiyor. İnanç, azim ve kararlılıkla birçok şeyi yapabilirim ve hiçbir şey sağlığımdan ve benden önemli değil.

AYAK BİLEKLERİ BAĞ YARALANMALARI

Duygusal Nedenleri

Düşme korkusu,

Başaramama korkusu,

İçinde bulunduğun durumda dengeyi yitirmiş hissetmek,

Esnek olamamak.

Çözüm Terapisi

Yeterince gayret edeceğim ve çalışacağım. Başarmak çok güzel fakat madalyonun öteki yüzü de var. Başarı kadar başarısızlık da hayatın içinden çok doğal bir duygu. Hatalardan ders alıp kendimi geliştirebilirsem işte o zaman çok ama çok doğru bir iş yapmış olurum.

AYAK BİLEKLERİNDE ŞİŞME

Duygusal Nedenleri

Hayat baskısından bunalmak

Ne yöne gideceğini bilememek

Aşırı yorgunluk

Çözüm Terapisi

Yaşam sürecinin beni, benim için en hayırlı olana götüreceğine inanıyorum. Huzur içindeyim.

AYAK BURKULMASI

Duygusal Nedenleri

Gittiğin yola öfkeyle direnmek

Bir yere gitmek istememek.

Çözüm Terapisi

Yaşam sürecinin beni, benim için en hayırlı olana götüreceğine inanıyorum. Huzur içindeyim.

AYAK MANTARI

Duygusal Nedenleri

Kimlik ve anlam arayışı,

Hayatta gidilen yolu sorgulamaktan korkmak,

Gerçekten ne istediğini bilmemenin yarattığı bıkkınlık ve kendini başkalarından kopuk hissetmek,

Zaman savurganlığı ve tekdüze yaşam.

Çözüm Terapisi

Kim olduğumu, nelere ihtiyacım olduğunu ve hayat yolculuğunda rotamın ne olduğunu benden iyi kimse bilemez. İçimdeki sese kulak vermek bu konudaki en büyük gücüm olacak. İçimdeki pusulanın belirlediği rotada ilerleyeceğim.

AYAK KRAMPLARI

Duygusal Nedenleri

Yapılması gereken şeylerin birikmesi. Harekete geçme becerisine güvenememek.

Çözüm Terapisi

Kendimi seviyor, beğeniyor ve onaylıyorum. İlerlemek için kendime söz veriyorum. İlerlemek iyi, güvenli, tehlikesiz bir şeydir.

AIDS

Duygusal Nedenleri

Savunmasız ve umutsuz hissetme,

Büyük ve derin öfke,

"Yeterince iyi değilim" inancı,

Kendini reddetmek ve yetersizlik duygusu,

Kendini savunmasız ve umutsuz hissetme,

Kimsenin kendini umursamadığını düşünme,

Yeterince iyi olmadığı konusunda güçlü kanı,

Kendinden vazgeçme,

Bağ kurmadığın biriyle cinsel suçluluk duygusu

Çözüm Terapisi

Ben evrensel kompozisyonun bir parçasıyım. Güçlü ve muktedirim. Kendimi seviyor ve onaylıyorum. Hayatın kutsal ve görkemli bir ifadesiyim. Cinselliğimden haz duyuyorum.

ALS

Duygusal Nedenleri

Annenin derin huzursuzluğunun bebeğe yansıması,

"Hayat çok tehlikeli" inancı ve hayata duyulan derin öfke,

Sürekli tehdit altında olma duygusu,

Bir şeyleri derinden unutmak istemek,

Hem vazgeçmek hem savaşmak istemek.

Çözüm Terapisi

Güçlü olduğuma inanıyorum. Zorluklarla savaşabileceğimi biliyorum. Geçmişimi seviyorum. Geleceğimden umutluyum.

ADENİT

Duygusal Nedenleri

Çocuklarda, çocuğun bulunduğu ortam tarafından kabul edilmemesi ve istenmemiş olması hissi.

Yetişkinde, bencillik ve yoğun değersizlik duygusu.

Çözüm Terapisi

Ben değerliyim. Değerli olduğumu onaylıyorum. Kendimi sevdiklerimle bütünlüyorum.

ADEZYON

Duygusal Nedenleri

Korku duygusunun yoğun yaşanması,

Bir yere bağlı olma ihtiyacı.

Çözüm Terapisi

Kendi kendime yeteceğime inanıyorum.

ALERJİ

Duygusal Nedenleri

İkili ilişkilerdeki eleştirilere karşı bastırılmış öfke,

Kendini tıkanmış hissetmek,

Kişinin kendi benliğini ortaya koymasına izin verilmemesi,

Ayrılık korkusu. Örneğin anne karnında yaşanan bir ayrılık hissi tek başına ise cildi etkiler. Ancak bu korku ile birleşen bir ayrılık düşüncesi de varsa akciğerleri etkiler.

Çözüm Terapisi

Herkesle anlaşabiliyorum. Herkesi seviyorum. Genişim.

Buğday Alerjisi

Duygusal Nedenleri

Fiziksel ya da ruhsal olarak hayatta kalma çabası.

Çözüm Terapisi

Varım. Varlığımı onaylıyorum. Kendimi onaylıyorum.

Fıstık Alerjisi

Duygusal Nedenleri

Hayat çok zor inancı.

Çözüm Terapisi

Hayat güzel, yaşamak güzel. Zorlukları aşmayı seviyorum.

Güneş Alerjisi
Duygusal Nedenleri

Babadan ayrılık hissetme.

Çözüm Terapisi

Sıcağına sarılıyorum. Kalbim ısınıyor.

Polen Alerjisi

Duygusal Nedenleri

Polen mevsiminde yaşanan bir ayrılık çatışması.

Çözüm Terapisi

Bahar mevsimini seviyorum. Kendimi seviyorum. Çiçekleri seviyorum.

Süt Ürünleri Alerjisi
Duygusal Nedenleri

Anne ile ilgili ani ayrılık hissi,

Aşırı korumacı anneyi reddetme.

Çözüm Terapisi

Sevmeyi ve sevilmeyi seviyorum. Ben sevgiyim.

Yumurta Alerjisi

Duygusal Nedenleri

Hamilelikte bebeği kaybetme korkusu,

Kendi gücünü yadsıma.

Çözüm Terapisi

Kendime inanıyorum. Kendimi seviyorum. Hayvanları seviyorum.

ATEŞ

Duygusal Nedenleri

Haksızlık hissi,

Anne yoksunluğu çeken çocuğun yaşadığı beklentiye dair üzüntü.

Çözüm Terapisi

Ben sevgi ve barışın sükûnet dolu ifadesiyim.

ANKİLOZAN SPONDİLİT (OMURGA VEYA BEL ROMATİZMASI)

Duygusal Nedenleri

Hayata ve kişilere, olaylara ve durumlara karşı derin şüphe düşünceleri,

Hayata ve başkalarına karşı güvensizlik hissinin derinliği.

Çözüm Terapisi

Ben kendi kendimin otoritesiyim. Kendimi seviyor ve onaylıyorum. Hayat güzel.

HİKAYE: ÇAKI GİBİYDİM

Çakı gibiydim eskiden. Beni asker üniforması içinde görenler dönüp bir daha bakardı. Uzun boyum, geniş omuzlarım ve mavi gözlerimle genç kızlar peşimden koşardı. Ancak askeri okuldan kolay izin alamadığım için kızlarla pek görüşemez, birkaç cılız buluşmadan öteye geçemezdim. Meğer her şey o yıllarda başlamış.

Seneler hızla geçti. Artık yeni mezun genç bir teğmendim. Okulun son yılında bel ağrılarım başladı. İlk görev yerim olan Erzincan'a gittiğimde sırt, kalça ve boyun ağrıları karşıladı beni. Doktorlar ciddi bir şey olmadığını söylediler. Ben ağrıları her duyduğumda bu işi hamlamış vücuduma veriyor, egzersiz yaparak sorunu çözeceğime inanıyordum.

Birkaç yıl sonra yavaş yavaş omzumda sertlikler hissettim. Bu sefer doktor omurgamın birbirine kaynaşmış olduğunu söyledi. Korktum. Hızla başkentte gidip birkaç farklı hastaneye göründüm. Durum hiç iç açıcı değildi. Eklemlerim iltihaplanmıştı ve vücudum hızla bozuluyordu.

Şimdi otuz dokuz yaşındayım, ancak doksan yaşındaki dedemle aynı şekilde yürüyorum. İkimiz de bastonla ayağa kalkıyor, ancak oturarak namaz kılabiliyor ve bizi çevreleyen ağrılardan sık sık şikâyet ediyoruz.

Sonradan öğrendim. Askeri okulda başlamış her şey. Baba ocağının, ana kucağının insanı sarmalayan sıcaklığından çıkıp yepyeni bir şehirde bambaşka bir yerde yaşamak oluşturmuş bu güvensizlik duygusunu. O ilk zamanlar kendim dahil herkesten şüphelendiğimi şimdi hatırlıyorum. Nedeni okul değildi, kendimizdik. Kendi kendimizi yemiştik. "Herkes kötüdür, kendini kurtar," cümlesini üreten de benmişim, o cümleyle büyüttüğüm kuruntularımın kemiklerimi kemirmesine müsaade eden de. Hiçbir şey sağlığımdan kıymetli değilmiş.

AKUT ROMATİZMAL ATEŞ

Duygusal Nedenleri

Ayrılık ile ilgili bir değersizleşme,

Hep haksızlığa uğradığını hissetmek,

Sevgi yoksunluğu,

Kendini aldatılmış, mağdur edilmiş, kurban gibi hissetmek,

Sevgi eksikliği ya da yokluğu,

Kronik acı,

İçerleme.

Çözüm Terapisi

Deneyimlerimi ben gerçekleştiriyorum. Kendimi ve başkalarını sevip onayladıkça, hayatımda gittikçe daha olumlu deneyimlere yer açıyorum.

ALT ISLATMAK

Duygusal Nedenleri

Ebeveynden korkmak,

İlgiyi ve sevgiyi kaybetme korkusu,

Baba ile ilgili yokluk hissi.

Çözüm Terapisi

Bu çocuğa sevgi, şefkat ve anlayışla bakıyorum. Her şeyin yolunda olduğuna inanıyorum.

HİKÂYE: KURUMAYAN ÇARŞAFLAR

Biz bu çocuğun altını bezlemeyi bırakalı çok oldu. İki yaşından sonra tuvalet alışkanlığını çoktan kazanmıştı. Her şey normaldi ama yedi yaşına geldiğinde bir sabah şoke olduk. Yatağını ıslatmıştı. Annesi, "Kaç gündür hasta yavrum. Uykusuzdu, ondan oldu herhalde," dedi. Ne yalan söyleyeyim, ben de pek önemsememiştim. Ta ki üç gün sonra aynı manzarayı bir kez daha görene kadar.

Oğlum şimdi on iki yaşında. Beş yıldır ıslatıyor altını. Götürmediğimiz doktor kalmadı. Hepsi anlaşmış gibi, "Vücudunun bir sıkıntısı yok. Kendi isteğiyle, bilerek yapıyor," diyor. Bunları işittikçe ben sinirimden kuduruyor, kendimi yiyecek gibi oluyor, ancak ona bir şey hissettirmemeye çalışıyorum.

İnatçı olduğunu biliyorum. Kafasının dikine giden ters bir oğlandır. Ancak şimdi gerçekten zıvanadan çıktı. Kendini de rezil ediyor. Geçen sene sırf bu işeme işi yüzünden okulun yaz kampına katılamadı ve üzüldü. Arkadaşları sınıftan birinin evinde toplandığı zaman bizimki gitmiyor. Ne yapmaya çalıştığını anlamıyorum. Öğretmeninden yardım istedik, olmadı. Biraz sert olması için annesine dil döktüm, yine takmadı. Gerçi annesi de yavrusuna çok sert olamadı.

Bazen ona vuracak gibi oluyorum. Kendimden utanıp duvarı yumrukluyorum. Ona kızıp kapıyı tekmeliyorum. Yüzündeki tavır hep aynı, "Ne de olsa bir şey demiyorlar bana," dermiş gibi şımarıkça bakıyor yüzümüze. Bu çocuk ne zaman bu hale geldi bilmiyorum, ancak elimden bir kaza çıkacak diye çok korkuyorum...

İDRAR TUTAMAMA (İNKONTİNANS)

Duygusal Nedenleri

İhmal edilen çocuğun çaresiz isyanı,

Baba tarafından ihmal edilme.

Çözüm Terapisi

Babamın gücünü ve kararlılığını biliyorum ve hissediyorum.

ANOREKSİYA (YEME BOZUKLUĞU)

Duygusal Nedenleri

Anneyi hiçbir şekilde kabul edememek,

Kendini kadın olarak reddetmek,

Babaya kendini ispatlama çabası.

Çözüm Terapisi

Olduğum gibiyim. Olduğum gibi olmaktan mutluyum. Yaşamayı seçiyorum. Hazzı ve kendimi kabul etmeyi seçiyorum.

AÇIK ALAN KORKUSU (AGORAFOBİ)

Duygusal Nedenleri

Yerimi alacaklar korkusu,

İçinde bulunduğu durumdan veya ortamdan çıkıp kurtulamayacağı korkusu,

Kaygının artmasıyla birlikte kişinin yardım alamayacağı korkusu.

Çözüm Terapisi

Bulunduğum yere ait olduğumu biliyorum. Bu aidiyette kaygıya yer olmadığına ve güvende olduğuma inanıyorum. Mutluyum, güvendeyim.

ARPACIK

Duygusal Nedenleri

Görülmek istenmeyen bir gerçeği görmek zorunda kalmak ve bu durumu kaldıramamak,

Başkasının haklarına bir şekilde tecavüz etmek,

İstenilen bir şeyi, bedelini ödemeden aldıktan sonra yaşanan suçluluk duygusunu normalleştirmeye çalışmak.

Çözüm Terapisi

Herkesi ve her şeyi neşe ve sevgiyle görmeyi seçiyorum. Güzel bakmak hayatımı güzelleştiriyor ve yaşamıma mutluluk veriyor. İyimserlik beni hayata bağlıyor.

AKCİĞER PROBLEMLERİ

Duygusal Nedenleri

Onay alamama,

Sevgiyle ilgili incinmeler,

Yaşamın devamına dair korkular, yani ölüm korkusu,

Yaşadığı yere ve hayata uyum sağlayamama korkusu.

Çözüm Terapisi

Hayatı denge ve bütünüyle içselleştirme kapasitesine sahibim. Hayatı sevgiyle ve dopdolu yaşıyorum.

GÖĞÜS (AKCİĞER, KALP) VE GÖBEK ALTI BÖLGESİ AĞRILARI

Duygusal Nedenleri

İsteksizlik ve öfke duygusu.

Çözüm Terapisi

Hayatım mükemmel bir denge içinde. Hayatı dolu dolu yaşama kapasitem var.

ÂDET ÖNCESİ SENDROMU

Duygusal Nedenleri

Dişiliği kabul edememe

Çözüm Terapisi

Şimdi zihnimin ve hayatımın sorumluluğunu üstleniyorum. Ben güçlü, dinamik bir kadınım. Bedenimin her parçası kusursuz çalışıyor. Kendimi seviyorum.

ÂDET GÖREMEME

Duygusal Nedenleri

Kontrol edilmeye karşı verilen tepki,

Yaşanan cinselliğe karşı tepki.

Çözüm Terapisi

Kendimden hoşnudum, kadınlık bana sevinç veriyor. Ben her zaman mükemmel biçimde akan hayatın güzel bir ifadesiyim.

AYAK YE AYAK PARMAKLARI SORUNLARI

Duygusal Nedenleri

Baş Parmak

Gurur incinmesi ile kabul edemediğin ama acilen öz farkındalık gerektiren bir duygu/durum.

İkinci Parmak

Korku, endişe ve umutsuzluk.

Orta Parmak

Karşı cinsle yaşanan sorunlarda duyguları ifade etmemek, tepkisizlik. Tükenmişlik.

Dördüncü Parmak

İnatçılık, içe atılmış kin ve öfke.

Küçük Parmak

Sevgi ve gurur çelişkisinin yarattığı mutsuzluk, ego ve ben çatışması.

Çözüm Terapisi

Ben ruhum, bedenim, tavırlarım, sevaplarım, günahlarım, hatalarım, çabalarım ile bir bütünüm. Dünyadaki herkes gibi kendime özelim. Hiçbir şeyin kendimi kötü ve huzursuz hissettirmesine izin veremem. Geçmişe takılıp kalmam, gelecek korkusuyla da çok fazla çekinmem. Dengeliyim, ne istediğimi ve karşımdakine ne vermem gerektiğini çok iyi biliyorum.

ANEMİ (KANSIZLIK)

Duygusal Nedenleri

Hayatını kontrol edemeyen kişinin kendine yönelik kızgınlığı,

"Hayat istediğim gibi gitmiyor" duygusu,

Sömürülmeye öfke duymak,

Haz yoksunluğu.

Çözüm Terapisi

Hayatın her alanında zevk alacağım çok şey var. Hayatı seviyorum.

B

BUNYON

Bunyon, dünya genelinde kadınların %70'inin sorunlarından biridir. Ayak başparmaklarının kökünde ağrılı ve kemikli bir tepecik oluşmasına bunyon denir. Ayakkabı bu kısma baskı yaptığında ya da çok yüründüğünde dayanılmaz bir ağrı ortaya çıkar.

Duygusal Nedenleri

Anneden ayrılmaya çalışma ya da ona kendini ispat etme fikri.

Çözüm Terapisi

Hayatın harika deneyimlerini karşılamak için neşeyle ileri atılıyorum.

BACAK SORUNLARI

SAĞ BACAK

Duygusal Nedenleri

"Her şeyi ben yapmalıyım" inadı,

Gittiğin yolda mantığa çok fazla prim verip duygulara yer vermemek,

Haklı çıkmak uğruna yanlış yola girmek,

Kaybetme korkusu içinde yaşamak.

SOL BACAK

Duygusal Nedenleri

Sezgilerin ikazına kulak vermemek,

Daha iyi seçimler olduğunu bilmeye rağmen risk alamamak,

Yaratıcı adımlar atmaktan korkmak,

Atılan adımların sonuçlarının sorumluluğunu almaktan korkmak.

Çözüm Terapisi

Her yükün artına girmemem gerektiğini biliyorum. Tercihlerimde yalnızca kendimi değil etrafımı da dinlemenin öneminin farkındayım. Yeteri kadar araştırdıktan, düşündükten ve sorduktan sonra yapacağım seçime güvenim sonsuz.

BOYUN HASTALIKLARI

Duygusal Nedenleri

Şevk duygusu eksikliği ve husumet duymak,

Aşırı yük taşıdığını hissetmek,

Durumları değerlendirirken geniş açıdan bakamamak ve duygusal tepkiler vermek.

Çözüm Terapisi

Kolaylıkla ve esneklikle bir konuyu her açıdan görebiliyorum. Bir şeyi yapmanın ve görmenin birçok yolu var.

BOYUN TUTULMASI

Duygusal Nedenleri

Baskı altında performans göstermek,

Dar kafalılık,

Esnek olamamak,

"Yanlış" bulduğun fikirlere ifade hakkı tanımamak.

Boynun Sağa Çevrilmemesinin Duygusal Nedenleri

Erkeklere duyulan öfke ya da kişinin içindeki erkeğin (sol beynin) sembolize ettiği kontrol ihtiyacının kişi veya başkaları tarafından engellenmesi.

Boynun Sola Çevrilmemesinin Duygusal Nedenleri

Kadınlara duyulan öfke ya da kişinin içindeki kadının (sağ beynin) sembolize ettiği yaratıcılığın yine kişinin kendisi veya başkaları tarafından engellenmesi.

Boynun Her İki Tarafa da Çevrilmemesinin Duygusal Nedenleri

Kararlarının yanlışlığını sezgisel olarak bildiği halde haklı çıkmak uğruna kişinin kendisiyle inatlaşması.

Çözüm Terapisi

Başka bakış açılarını da görmek yararlı ve güvenli, tehlikesiz bir şey. Asıl tehlikeli olan hayata at gözlüğüyle bakmaktır. Ufkumu genişletmek fikir dünyam için en faydalı şeydir.

BEYAZ SAÇ

Duygusal Nedeni

Baskı altında hissetme

Zorlandığını hissetmek

Çözüm Terapisi

Hayatımın her alanında huzur içindeyim. Olaylara karşı kontrol bende.

BİTLENME

Duygusal Nedeni

Çok titiz bir annenin kendini kirli hisseden çocuğu olma durumu

Çözüm Terapisi

Onların düşünceleri bana ait değil. Kendi alanımda temiz olduğumu biliyorum.

BURUN KANAMASI

Duygusal Nedenleri

Umursanmamak

Sevgi ihtiyacı

Çözüm Terapisi

Kendimi seviyorum ve onaylıyorum. Gerçek değerimi biliyorum.

BURUN AKMASI

Duygusal Nedenleri

İçten içe ağlamak, yardım istemek

Çözüm Terapisi

Bu hayat benim ve hayatım benim ellerimde. Dolayısıyla hayattan zevk almayı seçiyorum.

BURUN TIKANIKLIĞI

Duygusal Nedenleri

Kendi değerini kabul etmemek

Çözüm Terapisi

Değerli olduğumu biliyorum ve değerimi kabul ediyorum.

BADEMCİK İLTİHABI

Duygusal Nedenleri

Kendini korumasız hissetmek,

Reddedilme korkusuyla susmak,

Korku ve endişe ile engellenmiş yaratıcılık.

Çözüm Terapisi

Benim hayrıma olan şey artık rahatça akıyor. İlahi fikirler benim vasıtamla ifade buluyor. Huzur içindeyim. Bedenimin olumlu mesajlarını hayatımın her ânında hissedebiliyorum ve bu durum bana inanılmaz güven ve huzur veriyor.

BOĞAZ AĞRISI

Duygusal Nedenleri

Söylemek istediklerini yutmak.

Çözüm Terapisi

İhtiyaçlarımın karşılanması doğuştan sahip olduğum bir haktır. İsteklerimi sevgiyle ve rahatça talep ediyorum.

BAŞ AĞRISI

Duygusal Nedenleri

Duygusal üzüntülerle başa çıkamamak,

İfade edilememiş duygular, incinme hissi,

Kontrolü yitirme kaygısı,

Engellenme hissiyatı,

Mutsuz ilişkiler,

Bir sorunla yüzleşememe,

Gülmeye, şarkı söylemeye, takdir görmeye ve şükran duymaya duyulan ihtiyaç.

Sol Şakaktaki Ağrının Duygusal Nedenleri

Stres oluşturan durumlardan kaçma isteğine rağmen harekete geçmek için yeterli gücü bulamama.

Sağ Şakaktaki Ağrının Duygusal Nedenleri

Stresten özgürleştirecek yaratıcı seçimler bulunabileceğine güvenememe.

Alın Bölgesinde Zonklamalar Şeklinde Seyreden Ağrının Duygusal Nedenleri

Hayal gücünü, yeni düşünceleri ve seçimleri reddetme.

Başı Çevreleyen Bir Bandın Kafatasını Sıkıştırarak Ezmesi Şeklindeki Baş Ağrısının Duygusal Nedenleri

Enerjinin sorunları çözmeye yetmeyeceğini düşünme,

Mükemmeliyetçilik takıntısı ve devamında başarısızlık korkusu,

"Ölsem dahi başarmalıyım ama başaramayacağım." düşüncesi.

Göz Arası Zonklamalar ve Baş Tepesinden Boyun Arkasına Ulaşan Baş Ağrısının Duygusal Nedenleri

Kimsenin kendisiyle ilgilenmediğini düşünme

Sezgilerine güvenememe,

Başka insanların duygularını nasıl değerlendirdiğini bilememe,

"Karanlıktan ötesini göremiyorum." düşüncesine kapılma.

Beynin Altında, Başın Arkasında Yer Alan Baş Ağrısının Duygusal Nedenleri

Fiziksel bedeni ve bedensel hazları reddetme,

Harekete geçmeyi reddetme.

Çözüm Terapisi

Kendimi seviyor ve onaylıyorum. Yaptıklarımın hepsini sevgi gözleriyle görüyorum. Her şeyi kontrol edemediğimde kayıp gitmeyeceğini biliyorum. Olaylara müdahale etmeden de güvendeyim. Bütün kainatın dengesini elinde tutan ben değilim. Engellenmiş hissetsem de kararlarım hala sonuç verir. Karanlığın ardındaki aydınlığın farkındayım.

BAYILMA

Duygusal Nedenleri

Baba ile ilgili iç çatışma, kendine ait alanda saldırı altında olma hissi,

Andan korkma

Baş edememe ve olanı kabul edememe duygusu

Çözüm Terapisi

Hayatımdaki her şeyle başa çıkabilecek güce ve bilgiye sahibim.

BEYİN FELCİ

Duygusal Nedenleri

Katı düşünce kalıpları,

Değişimi inatla reddetme,

Aileyi cezalandırma arzusu,

"Her şey benim" düşüncesi.

Çözüm Terapisi

Birlik içinde, sevgi dolu ve huzurlu bir aile yaşamına katkıda bulunduğumun farkındayım. Her şey yolunda. Zihnimin bilgisayarını yeniden programlamak çok kolay. Hayatın gelişen sürecindeki değişimklere adapte olabilirim.

BEYİN TÜMÖRÜ

Duygusal Nedenleri

Çabuk hareket etme ihtiyacı

Entelektüel olarak kapasiteyi zorlama hissi

Kendini ispat etme çabası

Çözüm Terapisi

Çabucak hareket etmedin hayatı kaçırmaya ve hata yapma riskini arttırmaya sebep olduğunun farkındayım. Her şeyi bilmek zorunda değilim ve böyle de iyiyim. Kendimi ispat etmeye çalışarak düşmeye niyetim yok.

BAŞ DÖNMESİ

Duygusal Nedenleri

Gerçekleri reddetmek,

Çelişkili düşüncelerle baş edememekten kaynaklanan denge kaybı,

Sorumluluktan kaçma arzusu.

Çözüm Terapisi

Canlı ve mutlu olmakla güven içindeyim. Hayatla uyumlu ve barış içindeyim. Sorumluluklarım beni geliştiriyor ve gerçek bir birey olmamı sağlıyor.

BRONŞİT

Duygusal Nedenleri

Evde aşırı uyumsuzluk,

Kendini aile içinde tehdit altında hissetmeye dair saldırganlık hisleri.

Çözüm Terapisi

İçimde ve çevremde barış ve uyum ilan ediyorum. Her şey yolunda. Yolu bozmak isteyenler karşılarında beni bulur!

BAĞIRSAK GAZI

Duygusal Nedenleri

Sindirmekte zorlanılan bir olay,

Yanlış anlaşılma, affetmekte zorlanma, arkada bırakamamanın verdiği güçsüzlük,

Huzursuzluğu bir an önce ortadan kaldırıp özgür alanını geri almak isteme.

Çözüm Terapisi

Gevşiyor ve hayatın içimden rahatça akmasına izin veriyorum. Kontrol çabası beni güçsüz kılıyor. Rahatlıyor ve hayattan keyif alıyorum.

BEL AĞRILARI

Duygusal Nedenleri

Yoğun kaygı,

Ben olmazsam ne yaparlar düşüncesi.

Çözüm Terapisi

Hayata güveniyorum. İhtiyacım olan şey daima karşılanıyor.

BEDEN KOKUSU

Duygusal Nedenleri

Kendinden nefret etmek,

Hayattan korkmak,

Takıntılı, kindar ve kıskanç olmak,

Dokunulma açlığı,

Derin bastırılmış korkuların ve duygusal yaralanmaların dışavurumu,

Korunmasız hissetmek,

Güvensizlik,

Yakın ilişkilerden yoksun hissetmek,

Sıkıntılı olmak,

Uzun süren rahatsızlık duygusu,

Eleştirilmeye duyulan tepki.

Çözüm Terapisi

Kendimi seviyorum ve onaylıyorum. Kimseye sığınmaya veya kimsenin korumasına ihtiyacım yok. Hayatın sahibine güveniyorum.

BULİMİA (KUSMA)

Duygusal Nedenleri

Öz nefret,

Karşılanamamış ihtiyaçlar,

Başkalarının beklentilerini karşılayamamak,

Anne ile iç savaş

Çözüm Terapisi

Kimseye onlarla konuşamayacak kadar çok kızmıyorum. İsteklerimi çekinmeden, açıkça söylemekten korkmuyorum. Ben kendi kendimin yönetiminde olmayı seviyorum.

BEL SOĞUKLUĞU

– SİFİLİZ – GENİTAL HERPES

Duygusal Nedenleri

Cinselliği çok yüzeysel boyutta yaşamak,

Karşı cinse öfke duymak ama yine de cinsel ilişkiye girmek,

Mastürbasyon yerine geçen seks ilişkileri yaşamak,

Cinselliği karşıdakini cezalandırma yöntemi olarak kullanmak,

Sevgisiz ve duygusuz seks hayatı,

Kendini ve diğer insanları değersiz bir nesne gibi görmek.

Çözüm Terapisi

Bedenimi ve cinsiyetimi seviyorum, kabul ediyorum. Cinselliğimi de kendimi de seviyorum.

BAĞIŞIKLIK SİSTEMİ HASTALIKLARI

Duygusal Nedenleri

Vazgeçmişlik duygusu,

Kendini tümüyle çaresiz hissetmek,

Derine gömülmüş yas.

Çözüm Terapisi

Güçlü olduğuma inanıyorum. Daha da güçleneceğimi hissediyorum. Çaresiz olmadığıma inancım sonsuz.

BADEMCİK İLTİHABI

Duygusal Nedenleri

Anneden daha fazla ilgi ve sevgi görme isteği,

Kendi adına çekinmeden konuşamayacağı ve ihtiyaçlarını talep edemeyeceği konusunda güçlü bir inanç.

Çözüm Terapisi

İhtiyaçlarımın karşılanması benim doğuştan sahip olduğum bir haktır. İsteklerimi sevgiyle ve rahatça talep ediyorum.

BAĞIMLILIKLAR

Adrenalin bağımlılığı

Alkol, kokain, antidepresanlar

Düzen bağımlılığı

Eroin bağımlılığı

Esrar (Marihuana)

Görünüm bağımlılığı

Din bağımlılığı

İşkolizm

Kişi bağımlılığı

Kumar bağımlılığı

Para bağımlılığı

Seks bağımlılığı

Yemek bağımlılığı

Temizlik bağımlılığı

Tiner, LSD, Ecstasy

Televizyon, telefon, bilgisayar bağımlılığı

Duygusal Nedenleri

Umutsuzluk duygusu,

Ruhsal boşluk,

Duygulardan kaçmak,

Sağlıklı düşünememek,

Duygusal boyutta çocuk kalmak,

Kendi hayatının sorumluluğunu üstlenmekte gönülsüzlük,

Değersizlik duygusu,

Onay ve kabul görme ihtiyacı,

Birey olamamak,

"Hayatımda biri yoksa hiçim" duygusu,

Değersizlik duygusu,

Olumsuz duygular içinde hapsolmuşluk hissi,

Duyguları hissetmekten korkmak,

Sevgi açlığı,

Hayatın akışına güvenmemek,

Hayatın belirsizliklerine karşı direnç göstermek,

Aşırı stres.

Bağımlı İnsanlarda Görülen Ebeveyn Disiplin Yaklaşımları

Aşırı kontrol,

Çocuğa fazla müdahale etmek,

Çocuğun öfkesini ifade etmesine izin vermemek,

Suçluluk empoze ederek kontrol sağlamak,

Ebeveynin kendi seçimlerini dayatması,

Öfkeli kontrol,

Katı davranmak,

Ceza uygulamak,

Dırdır etmek,

Aşırı öfke,

Çocuğa tahammülsüzlük,

Sürekli olumsuz eleştiri,

Öfkeli özgürlük,

Umursamamak,

Aşırı özgürlük,

Hiçbir disiplini barındırmayan sınırsız özgürlük.

Çözüm Terapisi

Artık kendimi olduğum gibi kabul etmek istiyorum. Boş yere kederlenmek, hayata küsüp kendime eziyet etmek benim kitabımda yok. Kendimi sevmeyi ve haz almayı seçiyorum.

BÖBREK HASTALIKLARI

Duygusal Nedenleri

Şefkat ve ilgi isteyen durumlara duyarsız yaklaşım,

Hissedilen korkulardan utanmak.

Çözüm Terapisi

Kendimi seviyorum ve onaylıyorum. Hissettiğim konulardan arınıyorum.

BÖBREK TAŞI

Duygusal Nedenleri

Katılaşmış kızgınlık,

Var olma ile ilgili kızgınlıklar.

Çözüm Terapisi

Tüm geçmiş sorunları kolaylıkla çözüyor ve ortadan kaldırıyorum. Geçmişimle kavgalı değilim, barışık olduğum mazi defterlerinden bulabildiğim güzel hatıralara sığınıyorum.

C, Ç

CROHN HASTALIĞI

Duygusal Nedenleri

Sindirilemez kirlilikte bir şeyle ilgili çatışma

Çözüm Terapisi

Kendimi seviyor ve onaylıyorum. Yapabileceğimin en iyisini yapıyorum. Ben harikayım. Huzur içindeyim.

ÇOCUK FELCİ

Duygusal Nedenleri

Birinin, kişinin kendisinin yerine geçmesini engelleme çatışması,

Birini aşırı kıskanma.

Çözüm Terapisi

Herkese yetecek kadar sevgi var.

ÇENE SORUNLARI

Duygusal Nedenleri

Öfke duygusuna yenilmişlik,

İntikam alma isteği.

Çözüm Terapisi

Zihnimdeki bu durumu yaratan düşünce kalıplarını değiştirmeye hazırım. Kendimi seviyor ve onaylıyorum. Emin ellerdeyim.

ÇENE TUTULMASI

Duygusal Nedenleri

Söylemek istediklerimi söyleyemem hissi

Çözüm Terapisi

Zihnimdeki bu durumu yaratan düşünce kalıplarını değiştirmeye hazırım. Kendimi seviyor ve onaylıyorum. Emin ellerdeyim.

ÇENE ÇIKIĞI

Duygusal Nedenleri

Bir şeyi yapma zorunluluğundan kurtulma düşüncesi.

Çözüm Terapisi

Zihnimdeki bu durumu yaratan düşünce kalıplarını değiştirmeye hazırım. Kendimi seviyor ve onaylıyorum. Emin ellerdeyim.

ÇIBAN

Duygusal Nedenleri

Aile ortamına, dayatılan kurallara ya da ailede güçlü konumda olan bir kişiye duyulan derin öfke,

Kişinin benliğine yapılan saldırıya duyduğu derin öfke ve yalnızlık duygusu,

Çıbanın büyüklüğü ve kalıcı iz bırakması öfke ve nefretin derinliğiyle ilgilidir.

Çözüm Terapisi

Geçmişi bırakıyorum, hayatımın her alanını iyileştirmek için kendime zaman tanıyorum.

ÇÖLYAK

Duygusal Nedenleri

Birey olarak onay ve kabul görmemek,

Ait olma ihtiyacının karşılanmaması,

İlgi, sevilme ve birileri için özel olma ihtiyacı,

Bebeklikte yeterli anne sütü emmemek,

Sütten çok ani kesilme durumu.

Çözüm Terapisi

Kendimi seviyorum. Önemliyim, tekim, güçlüyüm.

D

DOLAMA

Duygusal Nedenleri

Sessiz kalmak istememe.

Çözüm Terapisi

Hayatın ayrıntılarıyla barış içindeyim.

DİL SORUNLARI- DİL İLTİHABI

Duygusal Nedenleri

Gerçeği söyleyememek,

Hayatın hazzını tadamamak.

Çözüm Terapisi

Kime, neyi, ne zaman söyleyemediniz? Hissettiklerinizi kimden gizlediniz? Bu soruların cevapları sizi çözüme götürecektir.

DİŞ GICIRDATMAK

Duygusal Nedenleri

İfade edilmemiş öfke,

Huzur bozulmaması adına susmak zorunda kalmak,

Huzursuzluk,

Tıkanmış sorunlar karşısında çözümsüz hissetmek.

Çözüm Terapisi

Biraz dönüp içinize bakın ve kime karşı öfkenizi bastırmaya çalışıyorsunuz bir düşünün. Bunları o kişi karşınızdaymış gibi ifade etmeniz dahi sizi rahatlatacaktır.

DİŞ HASTALIKLARI
DİŞ ÇÜRÜMESİ

Diş çürükleri belli tip bakterilerin ürettiği asidin diş minesini ve altta yatan dentin tabakasını tahrip etmesiyle ortaya çıkar.

Duygusal Nedenleri

Verdiği kararları uygulamakta başarısız hissetmek,

Verdiği kararlara içinden güvenmek ama uygulamada cesaretsizlik,

Gerçek potansiyelini kullanamamak.

Çözüm Terapisi

Hayatınızda son zamanlarda aldığınız hangi kararlara tam olarak güvenmiyorsunuz? Bu kararları bir daha gözden geçirin ve emin olun.

DİŞETİ ÇEKİLMESİ

Duygusal Nedenleri

Hiçbir şey söylememe amacı olmadan konuşma duygusu, boşuna konuşmuş olmak.

Çözüm Terapisi

Aldığım kararların doğruluğuna güveniyorum. Huzurluyum. Aklımla, sezgilerimle ve istişarelerle en iyi kararı ben verebilirim.

DİŞ KÖKÜ SORUNLARI

Duygusal Nedenleri

Kendi kararlarını başkalarının istekleri uğruna ertelemek,

İçsel güç ve arzular ile dış baskıların çatışması.

Çözüm Terapisi

Kararlarımı doğru prensiplere dayanarak veririm ve hayatımda yalnızca doğru eylemin gerçekleştiğini bilerek güvenle beklerim.

DİŞ APSESİ

Duygusal Nedenleri

İntikam alma isteği,

İncinmiş duyguları yok saymaya çalışmak.

Çözüm Terapisi

Kime bu kadar kırıldınız? Çok uzakta aramaya gerek yok. Genelde en sevdiklerinizedir bu kırgınlık. Bu kırgınlığı dile getirin.

DİŞ TAŞI

Duygusal Nedenleri

Kendi yaratıcı vizyonuna uygun yaşayamamak,

Karar verememekten dolayı uzun zamandır devam eden stres.

Çözüm Terapisi

Kararsızlığın en kötü karardan dahi kötü olduğunu çok iyi biliyorum. Yol ayrımlarının bende strese neden olmasına izin vermemeliyim. Tercih yapmanın hayatın bir gerçeği olduğunun ve bu yolculukta sık sık karşıma çıkacağının farkındayım.

DİŞETİ KANAMALARI

Duygusal Nedenleri

Verilen kararlardan haz duymamak,

Seçimlerin arkasında duramamak.

Çözüm Terapisi

Aldığım kararlara güveniyorum. Seçimlerim bana ait ve onların sonucunu kabul ediyorum.

DİŞETİ İLTİHABI

Duygusal Nedenleri

Boşuna konuşuyorum duygusu.

Çözüm Terapisi

Kendimi önemsiyorum ve söylediklerim çok önemli.

HİKAYE: BEN NEREDEYİM?

Nerede olduğunu ve nereye gittiğini bilmek insana her zaman huzur veriyor. Huzur demişken, yirmi sekiz yıllık yaşamımda bu sözün bana her zaman ne kadar uzak olduğunu tahmin bile edemezsiniz. O, uzun zaman önce kaybettiğiniz ve izleri artık iyiden iyiye zihninizden silinen bir tanıdığın yüzü gibiydi benim için. Eksikliğini hissetmediğim yer yoktu. Evde de işte de mutsuzdum.

Ofis her geçen gün darlaşıyordu sanki. Buraya ait olmadığımı iliklerime kadar hissettiğim için yıllar sonra üniversiteye gitmiş, bambaşka bir eğitime başlamıştım. Değişim yoluna girmek iyi hissettirecekken bu sefer de önümdeki uzun yollar huzursuzlaştırmıştı beni.

Yaşadıklarım yetmiyormuş gibi bir de dişim çıktı başıma. İltihap dişimi içten içe çürütüyordu. Onca müdahaleye ve türlü antibiyotiğe rağmen çürüyen dişime öylece bakakalmaktan başka çarem yokmuş. Lafı geveleyip duran doktor aslında tam olarak bunu söylemek istiyordu. Dişe dokunur bir çare yoktu.

Nerede olduğunu ve nereye gittiğini bildiğin zaman bir şeyler değişmeye başlıyormuş, bunu geç fark ettim. Ama iyi ki de fark ettim. Önce kabullenme oldu. Ben bu kişiydim. Evde o kişinin eşiydim ve ofiste o işyerinin ferdiydim. Hayallerimin geniş olması en büyük zenginliğimdi fakat onlara ulaşmak için kat etmem gereken yolun büyüklüğü bana azim vermeliydi yalnızca, huzursuzluk değil. Bilinmeyene karşı duyduğum korku benden uzaklaştıkça kendimi bulmalı, bu deli yaşamda huzura doymalıydım.

Biliyor musunuz ne oldu? Dişimdeki iltihap bitti. Zihnimdeki dumanlar giderken onu da götürmüştü. Bilincimin ışığı iltihabı kurutmuştu. "İşte her şey burada!" diyorum elimle beynimi göstererek. Beni tanıyanlar bana inanıyorlar çünkü gözleriyle gördüler gerçeği.

DUDAKLAR

Dudakları etkileyen sağlık sorunları doğumsal ve edimsel olmak üzere iki ana gruba ayrılabilir.

Duygusal Nedenleri

Sözlerinin değersiz olduğu ve dinlenilmediği hissi.

Çözüm Terapisi

Duygularıma, sözlerime ve fikirlerime değer veren birileri var. O kişilerin şu an yanımda olmaması söylediklerimin değersiz olduğu anlamına gelmiyor.

DUDAK YEME

Duygusal Nedenleri

Konuşmamaya çalışma,

Söyleyeceklerim kimseyi mutlu etmeyecek hissi.

Çözüm Terapisi

Ben ismimle, bedenimle ve fikirlerimle eşsizim. Güzel arkadaşlıklar kurdum ve kurabilirim. Değerli olduğumu ve sevildiğimi unutmamalıyım.

DALAK SORUNLARI

Duygusal Nedenleri

Öz sevgi eksikliği,

Reddedilmeyi kabullenememe,

Aile içinde verilen mücadele, saldırı ve savunma.

Çözüm Terapisi

Kendimi seviyor ve onaylıyorum. Yaşam süreci benim için var. Emin ellerdeyim. Her şey yolunda.

DİYABET

Duygusal Nedenleri

Hayattan tat almamak,

Kontrol etme tutkusu,

Hayata duyulan hayal kırıklığı,

Kendini ve başkalarını acımasızca yargılamak,

Süregelen üzüntü,

"Hayatta bir şeyler kaçırdım" duygusu.

Çözüm Terapisi

Hayatın tadını çıkartarak yaşamayı seçiyorum. Şükredebileceğim her şeyin öneminin farkındayım. Beklentilerimi azaltıyorum. Yargılamanın kötücül olduğunun farkındayım. Olanı olduğu gibi kabul ediyorum.

DIŞ GEBELİK

Duygusal Nedenleri

Geleceğin getireceklerinden korkma

Zamanlamanın yanlış olmasından korkma

Sorumluluk almaktan korkma

Eşe dair kızgınlık

Çözüm Terapisi

Her ne yaşandı ise tam zamanında ve olması gerektiği gibi oldu. Yaşananları kabul ediyorum.

DOĞUM

Duygusal Nedenleri

Hayattan korkmak

Hayata getirmek istememek

Hayata güvenememek

Çözüm Terapisi

Zamanında gelecek olanı kabul ediyorum. Her şey yolunda ve onun da hayatı mümkün olanın en iyisi olacak.

DAMAR SERTLİĞİ

Duygusal Nedenleri

Katı yüreklilik,

Diktatörce davranmak.

Çözüm Terapisi

Şefkatliyim. İnsanları seviyorum. Ben de insanım.

ÖNKOL (DİRSEKTEN BİLEĞE KADAR) VE BALDIR (DİZ ALTI) AĞRILARI

Duygusal Nedenleri

Kendini hedeflerine ulaşmakta yetersiz hissetmek,

Kendi değerlerine ve isteklerine göre yaşayamamak,

Kendini olmak istediğine layık görememek,

Acı ve suçluluk duygusu.

Çözüm Terapisi

Hayatı isteklerime ve kararlarıma göre yaşayabilirim.

DİRSEK SORUNLARI

Duygusal Nedenleri

Yeni deneyimleri kabul edememek

Başarıya direnç göstermek

Odak noktasını değiştirememek

Çözüm Terapisi

Yeri geldiği zaman değişmemek bazen yok olmak anlamına geliyor. Değişime karşı değilim. Değişimin gelişime döndüğü noktada ben hep varım ve var olacağım.

DİSK KAYMASI

Duygusal Nedenleri

Hayattaki kararsızlık

Destek bulamamak

Çözüm Terapisi

En büyük destek benim varlığımdır. Ben kendi kendime yeterim. Bu nedenle başkalarından destek aramak yerine kendi varlığıma ve kararlarıma güveniyorum.

DİZ PROBLEMLERİ

Duygusal Nedenleri

Esnek olamamak,

Ego nedeniyle otoriteyi kabul etmemek,

İnatçılık ve affedememek

Ego nedeniyle kendi önüne engel koymak

Çözüm Terapisi

Affediyorum. Anlıyorum. Şefkat duyuyorum. Kolayca uzlaşıyorum.

HİKAYE: YILLARIN İSMET BEY'İ

Betül Hanım sahnedeydi yine. Yılın reklam yazarı ödülünü ikinci kez kazanmış, evindeki vitrine koyulacak on dördüncü plaketini henüz kabul etmişti. Alkışlar onaydı. Plaza kadınlarının kulaktan kulağa fısıldayarak çekiştirdiği kişi oydu. Kıskançlığın ustaca gizlendiği eleştirel sözler onun hakkındaydı.

Betül Hanım bugünleri çok çalışmasına, fedakâr akşamlarına ve önemli ölçüde de kocası İsmet Bey'e borçluydu. Evlendiği günden beri İsmet Bey onun hem kocası hem de yaşam koçu olmuştu. Yol göstermek bir yana sırtında taşıdığı bile vakiydi. Kendisi de reklamcıydı. Kamerada ve prodüksiyonda ustaydı. Yılların İsmet Bey'iydi. Ancak o akşam, haftalardır olan şey kendini tekrarlıyordu. İsmet Bey artık "Betül Hanım'ın eşi" diye tanıtılıyordu. Bu akşam daha mı çok olmuştu bu, kestiremedi. Gözlerini salonun penceresindeki eşsiz Boğaz manzarasına dikerek dakikalarca bunu düşündü.

"Betül..." dedi kendi kendine. Şimdi dikkat ediyordu. Eşi de bu akşam yanına hiç gelmemişti. Ondan kaçıyor muydu? Yan yana gözükmek istemiyor muydu? Yoksa kocası etkisiz, silik bir şey miydi artık onun için? "Araba anahtarı gibi mi taşıyor yoksa beni," diye düşündü. "İşe yarayan, ancak fazla ağırlık yapmasından korkulan bir şey miyim?" diye devam etti. Ruhu sıkıldı. Bunalıyordu.

Ayakta durmak istemedi. Dizleri başlamıştı yine. Ağrıyordu. "Beynimden dizlerime beş şeritli otoban var herhalde," dedi. "Öyle ya, ne zaman beni sıkan düşüncelere dalsam ayakta duramaz hale geliyorum."

O sıra şık giyimli iki kadın ve üç erkek yanına geldiler. Salondaki tüm konukları dolaştıkları belliydi. Sektör kurulu başkanı Necmiye Hanım misafirlere onu kibarca takdim etti. "Beyefendi, Betül Hanım'ın eşi," dedi.

Misafirler, "Tanıştığımıza memnun olduk," dediler. İsmet Bey'in ağzından inleme gibi tek çeşit bir söz çıkıyordu: "Dizlerim, ah dizlerim." Misafirler ne dediğini anlamadılar. Sorgu dolu gözlerle İsmet Bey'i izliyorlardı... bu hikayenin yukarıda belirtilen duygusal nedenlerle ve çözüm önerisiyle ilişkisini anladım.

DERİ HASTALIKLARI

Duygusal Nedenleri
Dokunulma açlığı ve ayrılık temasının dışa vurması.

Çözüm Terapisi
Tamamen gevşiyor, rahatlıyorum, çünkü artık emin ellerde olduğumu biliyorum. Hayata ve kendime güveniyorum.

DİRSEK VE DİZ AĞRILARI

Duygusal Nedenleri

Kendine güvenememek ve bir şeyleri (kişi, konum, para vb.) kaybetme korkusu.

Çözüm Terapisi

Hayatın sürprizlerle dolu olması onu yaşamama engel değil. Keyfini çıkarmam gerekiyor. Bunun için gerekirse paramı harcamaktan da çekinmem.

DİŞ SIKMA

Duygusal Nedenleri

Bastırılmış ve dışarı atılamayan öfke

Çözüm Terapisi

Olanı olduğu gibi kabul ediyorum. Öfkelenmek yerine alanıma müdahale edilmesine izin vermiyorum.

E

EPİLEPSİ

Duygusal Nedenleri

Kendine ceza verme,

Kendine yönelik şiddet,

Hayatı reddetme,

Alanını kaybetme korkusu

Çözüm Terapisi

Hayat ile barış halindeyim. Ceza ve öfkenin kötücül duygusunu sevgiyle yeşertmeyi seçiyorum. Olanı olduğu gibi kabul edip alanımı koruyorum.

EL VE EL PARMAKLARINDA SORUNLAR

Duygusal Nedenleri

Baba ile ilgili sorunlar

Çözüm Terapisi

Sevgi ve anlayışla bakıyorum. Tüm yaşadıklarıma sevginin ışığıyla yaklaşıyorum.

EL TERLEMESİ

Duygusal Nedenleri

Yaşadığım haksız tutumları ellerimden çıkarmalıyım duygusu,

Hata yapma korkusu, yetersiz veya aptal bulunma korkusu.

Babaya dair dökülmemiş gözyaşları

Çözüm Terapisi

Tercihlerim bana özeldir. Hata yapmak bazen öğrenmenin en güzel yöntemidir. Başarılarım kadar başarısızlıklarımın da arkasındayım.

BAŞPARMAK

Duygusal Nedenleri

Yargılama ve ben duygusu.

İşaret Parmağı

Duygusal Nedenleri

Korku ve suçluluk karşısında içerlemek.

Ortaparmak

Duygusal Nedenleri

Kızgınlık ve cinsel sorunlarla baş edememek.

Yüzük parmağı

Duygusal Nedenleri

Yas tutamamak ve kendini hayatın akışına bırakamamak.

Serçe Parmak

Duygusal Nedenleri

İmaj korumak, kandırmak ve affetmemek.

Çözüm Terapisi

Ben ruhum, bedenim, tavırlarım, sevaplarım, günahlarım, hatalarım, çabalarım ile bir bütünüm. Dünyadaki herkes gibi kendime özelim. Hiçbir şeyin kendimi kötü ve huzursuz hissettirmesine izin veremem. Geçmişe takılıp kalmam, gelecek korkusuyla da çok fazla çekinmem. Dengeliyim, ne istediğimi ve karşımdakine ne vermem gerektiğini çok iyi biliyorum.

EL KRAMPLARI

Ellerin, parmakların veya önkolun aşırı kullanımı kramp ve ağrıya neden olabilir.

Nedenleri şunlar olabilir:

Elektrolit dengesizlikleri,

Kurutma,

Yüksek sıcaklıklarda egzersiz yapmak,

Aşırı yaralanmalar,

Diyabetik sert el sendromu,

Arterit.

Duygusal Nedenleri

Sözel iletişim kurma becerisine güvenememek.

Çözüm Terapisi

Kendimi ifade etmek konusunda mükemmel olmadığımı biliyorum. Bu beni üzmüyor veya güçsüz hissettirmiyor. Yine de aklımdakileri açıkça söyleyebiliyorum. Buna hiçbir şey engel değil.

EL BİLEĞİ SORUNLARI

Duygusal Nedenleri

Ahenk ve uyum yoksunluğu,

Kendini umursanmamış hissetmek,

Başkalarına umursamaz ve duyarsız davranmak.

Çözüm Terapisi

İçinde bulunduğum takımın başarılı bir üyesiyim. Bazen ailede, bazen arkadaş ortamında, bazense iş yerinde bir bütünün parçalarını oluşturmaktan keyif alıyorum.

EGZAMA

Duygusal Nedenleri

Aşırı hassas ve kırılgan olmak,

Durumları fazlaca kişisel algılamak,

Birinden tensel temasın kesilmesi duygusu,

Engellenmişlik duygusu,

Çözümlenmemiş incinmişlik duygusu,

Bir şeye içten içe isyan etmek.

Çözüm Terapisi

İçimde ve etrafımda uyum, barış, sevgi ve hazla çevriliyim. Güvendeyim. İsteklerimi açıkça ifade edebiliyor, ne yapacağıma özgürce karar verebiliyorum.

HİKAYE: ÂDEM'İN YANGINI

Yirmili yaşlarda, gençliğin deli dolu çağındaki Âdem baskıcı bir babayla aynı evi paylaşıyordu. Öyle ki, babasının gölgesi altında hayatı kendi renkleriyle dahi göremiyor, kendi kararlarını vermek şöyle dursun babasına karşı fikrini dahi söyleyemiyordu.

Sevmeye ve sevilmeye aç olan delikanlı, arkadaşlarıyla dışarı çıktığı bir akşam karşısına ilk kez çıkan bir kadınla deli dolu şeyler yaşadı. Adını dahi bilmediği bir kadınla üç gün geçirmişti. Dostlarına aklındakileri anlatırken dudaklarından çıkan tek şey vardı: "Şahaneydi."

Sonra kadın aniden ortadan kayboluverdi. Kalbinde ilk kez özgürlüğe, heyecana ve aşka dair şeyler hisseden Âdem ona hayatının en iyi anlarını yaşatan kadını her yerde arıyor, ancak bu gizemli kadını bir türlü bulamıyordu.

Âdem gizemli kadından ayrı düştükçe içindeki kıvılcım ateşe dönüştü. Derin bir aşkın acısı ruhunu kapladı. Tam iki sene sonra kadına rastladı. Gözleri büyüdü, aklı yerinden çıkacak gibi oldu. Rüya gibi bir gün daha geçirdiler.

Fakat ortada ters giden bir şeyler vardı. Kadın Âdem'in ellerine baktı. Kırmızı tonlarında yaralar ve renk değiştiren derin iltihaplar kaplamıştı ellerini. "Ne oldu sana böyle?" diye sordu gizemli kadın. Âdem, "Seni gördüğümden beri ellerim ve yüzüm yanıyor. İki senedir böyleyim," diye yanıtladı. Ağlıyordu.

Kadın en iyi bildiği şeyi yaptı. Bir kez daha kayıplara karıştı. Âdem'in zihninde sevenlerinden milyon kez duyduğu sözler yankılanıyordu: "Kendini yakıyorsun Âdem. Doğru düzgün tanımadığın bu kadına değer mi?"

Âdem yer yer kızarmış yaralı yüzünü yarı bulutlu gökyüzüne kaldırdı. "O, içinde babamın olmadığı tek şeyimdi. Kendi sevgimdi," diye mırıldandı. Yaralı ellerini gizlercesine cebine koydu, rüzgârı ürkütmekten korkan bir tedirginlikle ufukta kayboldu...

SAÇLI DERİ EGZAMASI

Duygusal Nedenleri

Görünme kaygısı ve gizlenmek istemek

Çözüm Terapisi

Fark edilmemin bir sakıncası yok.

ENDOMETRİOZİS

Duygusal Nedenleri

Kadının bulunduğu yerin çocuğuna ve kendine ait olmaması hissi.

Çözüm Terapisi

İçinde bulunduğum yer ve koşulları kabul ediyorum. Bu alan bebeğim ve benim için güvenlidir.

ENFEKSİYON

Duygusal Nedenleri

Bastırılmış öfke ve nefret duygularının dışa vurumu.

Çözüm Terapisi

Bastırmayı bırakıyorum. Söylemem gerekeni saygıyla ifade edebilirim.

EL VE AYAK AĞRILARI

Duygusal Nedenleri

Ait olma duygusu eksikliği ve ayrılık duygusu, kendini başka insanlardan kopuk hissetmek.

Çözüm Terapisi

Beni seven yeterince dostum var. İnsanlar benden hoşlanıyor. Bana değer veriyorlar.

EL VE AYAK BİLEKLERİ AĞRILARI

Duygusal Nedenleri

İçinde bulunulan ortamla ahenk ve uyum eksikliği ve umursamazlık, boş vermişlik duygusu,

Kayıtsız kalarak kendini korumaya çalışmak.

Çözüm Terapisi

Beni seven yeterince dostum var. İnsanlar benden hoşlanıyorlar. Bana değer veriyorlar.

F

FARANJİT

Duygusal Nedenleri

Suçlama ve mazeretlerine kişinin kendisinin bile inanmaması,

Olanı kabul edememek,

"Hayır" diyememek,

Söylemek istediklerini içinde tutmak.

Çözüm Terapisi

Hapsolmuş duyguların esaretinden kendimi kurtarıyorum. Söylemeyi, konuşmayı, en önemlisi de yüzleşmeliyi seçiyorum.

FITIK

Duygusal Nedenleri

Uyumsuz ilişkiler içinde aşırı zorlanma,

Aşırı sorumluluk taşıdığını hissetmek.

Çözüm Terapisi

Kendimi seviyorum ve onaylıyorum. Kendim olmakta özgürüm.

FİBROMİYALJİ

Duygusal Nedenleri

Gerçekleşmeyen arzuların yarattığı hayal kırıklığı

Hayat koşullarına duyulan alerji

İstenmeyen bir hayatı yaşamaya mahkûm olduğunu hissetmenin mutsuzluğu,

Sevilmeyen bir işte çalışmak

Kendini önemsiz hissetmek

Çözüm Terapisi

Bu deneyimi bana çeken düşünce kalıbından kendimi kurtarıyorum.

Pişmanlıklarımı deneyimlerim olarak kabul ediyor ve olanlardan çıkardığım derslere odaklanıyorum.

G

GÖZ BOZUKLUKLARI

Duygusal Nedenleri

Tüm göz sorunları hayatımızda gördüğümüz şeylerden hoşlanmamaktan, gördüklerimizi reddetmek istemekten kaynaklanır

Çözüm Terapisi

Görmekten hoşlanacağım bir hayat kurup yaşıyorum Ben başarılı bir heykeltıraşım ve en büyük eserim de kendi hayatım. Ona bakmak huzurlu hissettiriyor.

MİYOP

Duygusal Nedenleri

Gelecek korkusu

Çözüm Terapisi

Hayatın rehberliğine güveniyorum. Tanrısal rehberliği kabul ediyorum. Yaşam sürecine güveniyorum. Ben daima emin ellerdeyim.

HİPERMETROP

Duygusal Nedenleri

Şimdinin değerini bilmemek

Anda olamamak

Çözüm Terapisi

Şimdi ve buradayım. Güvende olduğumu görüyorum. Kimse bana zarar veremez.

KATARAKT

Duygusal Nedenleri

Karamsar bir gelecek beklentisi,

Gözümün önünde olanları görmek acı veriyor hissi

Çözüm Terapisi

Hayat sonsuz ve oldukça haz doludur. Her yeni ânı yaşamak istiyorum.

GÖZALTI MORLUKLARI

Duygusal Nedenleri

Pişmanlık,

Kendini suçlamak,

Doyumsuzluk,

Derin acı,

Şefkat ve ilgi isteyen durumlara duyarsız yaklaşım.

Çözüm Terapisi

Dengeli ve düzenli yaşamayı seçiyorum. Geçmişe takılı kalmak yerine hayata tutunmaya niyet ediyorum.

GÖZ KIRMIZILIĞI YA DA KANLANMASI

Sorun büyüdükçe, göz kırmızılıktan kanlanmaya doğru gider.

Duygusal Nedenleri

Sağ Göz Kanlanması

Rasyonel düşünceden uzaklaşmak,

Gerçeği görmeyi reddetmek ve haklı çıkma savaşı.

Sol Göz Kanlanması

Yaratıcı düşüncenin bastırılması,

Güvenlik alanına sığınmak,

Kişinin kendisi için en iyi seçimi kendine layık görmemesi.

Çözüm Terapisi

Kendi koyduğumuz sınırlardan kurtulmalıyız. Engeli koyan da sonra aşmaya çalışan da biziz. İçimizdeki sesi iyi dinlemeli neyin bizim için en iyisi olduğuna dikkatlice karar vermeliyiz. Çevresel faktörleri göz önüne alırken etrafımıza kendimizden çok önem vermemeliyiz.

KONJOKTİVİT (GÖZ NEZLESİ)

Duygusal Nedenleri

Gördüklerine öfke duymak

Çözüm Terapisi

Sevginin gözleriyle görüyorum. Uyumlu bir çözüm yolu var ve bu yolu kabul ediyorum.

GLOKOM (GÖZ TANSİYONU)

Duygusal Nedenleri

Olaylara ve durumlara daha çok dahil olmak istiyorum düşüncesi,

Taşlaşmış affetmezlik,

Katı bir bağışlamazlık,

Çoktan beri süren incinmelerin baskısı,

Bunlara boğulmuş olma hali.

Çözüm Terapisi

Hayata sevgi ve şefkatle bakıyorum. Affetmenin büyüklük olduğunu ve tüm dünyayı iyileştirdiğini çok iyi biliyorum.

ŞAŞILIK

Duygusal Nedenleri

İç dünyaya yönelik tehlikeyle ilgili yoğun stres,

Stresin kaynağı huzursuzluktur.

Çözüm Terapisi

Gördüğüm bana güven veriyor.

TEMBEL GÖZLER

Duygusal Nedenleri

Yaşama nedenini sorgulama

Çözüm Terapisi

Sağlam göz belirli süreler ile kapatılarak tembel göz çalışmaya sevk edilir. Bu çalışma evde yapılabildiği gibi CAM çalışması şeklinde de yapılabilir.

GUATR

Duygusal Nedenleri

Hayır diyememenin sonucunda biriken öfke,

Kendini ifade edememe,

Hisler ile ifadeler arasında yaşanan uyumsuzluk,

Olanlar karşısında kendini ifade edememe.

Çözüm Terapisi

Hayatımın tek otoritesi ve gücü benim. Kendim olmakta özgürüm.

GEĞİRME

Duygusal Nedenleri

Keyifli ortamlardan yoksun olma duygusu.

Çözüm Terapisi

Yapmam gereken her şeyin yeri ve zamanı var. Huzurluyum.

GEBELİKTE MİDE BULANTISI

Duygusal Nedenleri

Gebeliği reddetme düşüncesi,

Anneye kızgınım hissi.

Çözüm Terapisi

Annemi değiştiremeyeceğimi biliyor ve onu olduğu gibi kabul ediyorum.

GUT (DAMLA)

Duygusal Nedenleri

Başkalarının üzerinde hâkimiyet kurma isteği,

Hayatı boşa harcamanın derin üzüntüsü,

Hayatının ellerinden kayıp gittiğini düşünmek,

Tahakküm etme ihtiyacı,

Sabırsızlık,

Öfke.

Birçok Osmanlı padişahının belirli yaştan sonra gut hastalığına yakalanması, içlerinde yaşadıkları duygusal durumu bize net olarak göstermektedir.

Çözüm Terapisi

Kendimle ve başkalarıyla barışığım ve huzurluyum. Emin ellerdeyim. Tehlikelerden uzağım.

GUİLLAİN BARRE SENDROMU

Duygusal Nedenleri

Hayata istediği gibi başlayamamış olma hissi,

Olayları başından itibaren kaçırma düşüncesi.

Çözüm Terapisi

Hayatı seviyorum. Hiçbir şey için geç kalmış değilim.

GÜL HASTALIĞI

Duygusal Nedenleri

Ailenin dışında hissetme

Çözüm Terapisi

İçine doğduğum aileyi kabul ediyorum. Ne için doğduysam onun için yaşamaya niyet ediyorum.

GASTRİT

Duygusal Nedenleri

Belirsizlik içinde duyulan endişe,

Çok yakınındaki kişilerle uyumsuzluk hissi,

Yakınımdaki birinden çok fazla rahatsız oluyorum hissi.

Çözüm Terapisi

Kendimi seviyorum ve onaylıyorum. Ben yanlış bir şey yapmadım. Tercihlerim doğruydu.

H

HORLAMAK

Duygusal Nedenleri

Eski alışkanlıklarından vazgeçmek istememek

Çözüm Terapisi

İçinde sevgi ve haz olmayan düşüncelerimi terk ediyorum. Yeniliği, tazeliği, canlılığı seçiyorum.

HAZIMSIZLIK

Duygusal Nedenleri

Herkesin kişinin kendisine karşı olduğu hissi,

Bir şeyleri kaybetmekten duyulan korku ile sürekli mücadele çabası.

Çözüm Terapisi

Tüm yeni deneyimleri sükûnetle ve neşeyle sindiriyor ve özümsüyorum.

HİPERGLİSEMİ (YÜKSEK ŞEKER)

Duygusal Nedenleri

Hazları geçici şeylerde aramak ve haz "nesnelerini" istismar etmek,

Sorumsuzca doyumu dış dünyada aramak.

Gebelik diyabetinde bebekle birlikte bu duygusal nedenlerin ortaya çıkma olasılığı anneyi endişelendirebilir.

Çözüm Terapisi

Bu an güzelliklerle dolu. Günün tatlı yönlerini görmeyi, yaşamayı seçiyorum.

HİPOGLİSEMİ (DÜŞÜK ŞEKER)

Duygusal Nedenleri

Yaşamdaki haz eksikliği,

Başkalarının sorumluluğunu yüklenmekten ve isteklerini yerine getirmekten dolayı bitkin düşmek.

Çözüm Terapisi

Hayatımı hafif, kolay, zevkli hale getirmeyi seçiyorum.

Yaşamımda fazlalıklara yer yok.

Bana ağırlık verdiğini düşündüğüm her şeyden vazgeçmek en büyük neşe kaynağım.

HODGKİN

Duygusal Nedenleri

Çevre tarafından kabul görmek için uğraş içinde olmak,

Yeterince iyi olamama konusunda çok büyük bir korkuya kapılma ve kendini suçlama,

İnsanın –kanın kendini besleyecek özü kalmayıncaya dek– çılgınca sürdürdüğü kendini kanıtlama yarışı içinde yaşama sevincini unutması.

Çözüm Terapisi

Kendim gibi olmaktan son derece memnunum. Olduğum gibi değerliyim ve yeterliyim. Kendimi seviyorum ve onaylıyorum.

HEMOROİD

Duygusal Nedenleri

Geçmişe duyulan öfke,

Bırakmaktan korkmak,

Kendini yük altında hissetme.

Çözüm Terapisi

Sevgiye benzemeyen her şeyi bırakıyorum. Yapmak istediğim her şey için şimdi ve şu anda yeterli zamanım var.

HAPŞIRMA

Duygusal Nedenleri

Duyulan ya da düşünülen şeyden (o an) rahatsız olma

Çözüm Terapisi

Hapşırma sonrası bu durumun sana ne söylediğine odaklan. Bu sadece bir farkındalık anı. Ne oldu o an? Düşün… Neyden rahatsız oldun?

HUZURSUZ BACAK SENDROMU

Duygusal Nedenleri

Planlarını hayatı geçirememek,

Zamanını boşa harcadığını hissetmenin suçluluğu,

Harekete geçmek isteyip herhangi bir girişimde bulunmamak.

Çözüm Terapisi

Geleceğimde her şeyin iyi olduğunu bilerek güven ve neşeyle ilerliyorum.

HİPERAKTİVİTE

Duygusal Nedenleri

Bir türlü huzurlu hissedememek,

Var olan potansiyelin doğru yönde kullanılamaması.

Çözüm Terapisi

Huzurluyuz, birlikteyiz, başarılıyız.

HASHİMATO (HAŞİMATO)

Duygusal Nedenleri

Zamanı yavaşlatmak zorundayım düşüncesi,

Yapmam gerekenler için yeterli zamanım yok hissi.

Çözüm Terapisi

Zamanla alakalı sorununuzun nerede başladığını bulun. Neden kendinize bu kadar yükleniyor ve zamanı kullanamaz hale geliyorsunuz? Kendinizi şu cümlelerle telkin edin: Kısa zamanda çok iş yapabileceğimi biliyor ve anlıyorum. Zamana yetişmek zorunda değilim.

HİKAYE: VÜCUDUN HABERCİSİ, HAYAT İNŞAAT

Çıkması en zor, inmesi ise en kolay şeyin hayat merdiveni olduğunu düşünmek bu hale getirmişti onu. Çabaladıkça çabalıyor, dünyanın peşinden alabildiğince koşuyordu. Yıllardır kurduğu planları bir bir gerçekleştirmişti. Önce yarım bıraktığı eğitimine geçen onca yılın ardından devam edebilmenin sevincini yaşadı. Ardından evlenmiş, hemen sonrasında ev alıp tonla borcun altına girmişti. Dinlenmiyor, uyumuyor, hatta yemek bile yemiyordu. Hepsi vakit kaybıydı onun için. Her saniye çalışmalı, her ânını paraya çevirip bu borçlardan bir an önce kurtulmalıydı. Yaşamda güzel bir yere geldiğini, şimdiyse sıranın bunun bedelini ödemekte olduğunu düşünüyordu. Ne de olsa zordu hayat merdivenini çıkmak. Bir anda düşüvermek, kazandıklarını hızla kaybetmek olmazdı. Bu düşme korkusunu içinde hep duydu.

İki yılın ardından korkulan düşme olmamış, aksine önemli bir düzlüğe çıkmıştı. Bunu fark etmek huzur veriyordu ona. Stresi azalmıştı. Artık az da olsa yaşamaya vakit ayırıyordu. Mutlu olduğunu düşündü. Ancak bir gün alelade bir nedenle yaptırdığı kan tahlilinde ortaya feci gerçek çıktı. Hashimito olmuştu. "Adını bile duymadığım bir hastalığa yakalanmayı nasıl başardım ben?" diye soruyordu kendine. Vücudunun ona gönderdiği, "Daha çok zamana ihtiyacım var!" sinyaliydi bu hastalık. Stres zamanında değil, stresin vücudu terk ettiği anda ortaya çıkan, yıkımlarını gösteren bir şeydi. Para için sağlığından olanlar kervanına katılmak istemiyordu, ancak vücut habercisini göndermiş ve uyarısını yapmıştı. Bu hastalığın ona "yavaşla" uyarısı vermesi ile işlerini azaltmaya ve kendini daha çok dinlemeye başladı.

"Acelem vardı. Herkesin dinlendiği saatler benim için yorulma vaktiydi. İnsanların çocuklarıyla gezdiği pazar günlerini ben ellerim cepte ıslık çalarak geçiremezdim. Yükselen mahallelerde gezer, boş arsa kovalardım. Yeni inşaatlar yapmam gerekti. Yeni yeni haneler. Her mevsim üzerinde soyadımı taşıyan, Dülgeroğlu İnşaat yazan yeni bir bina dikmezsem ölürdüm çünkü koşmayan düşerdi ve düşen ölürdü. Ben düşmek de ölmek de istemiyordum. Ben kazanandım, kaybeden olmak için yaratılmamıştım.

"Keşke parasını versem de günüme gün katsam. Hayır, elimde tef çalarak eğlenmekten bahsetmiyorum. Mesela yirmi dört değil de yirmi sekiz saat yaşasam bir günü. Bir haftam dokuz, bir ayım kırk beş gün olsa. Dört yüz elli kez güneş doğup batsa bir senemde. Keşke, ah keşke... Ömrüm uzasa ömrüm!

"Biraz da şu ağrıları dindirebilsem, kaslarımdaki ağrılardan kurtulsam, eskisi gibi parlak ve güzel bir cilde sahip olsam ne güzel olurdu?

"Rüyamda ne gördüm biliyor musunuz? Olduğumdan daha bitkindim, gerçek hayattakinden daha solgundum. Hatta canlı cenaze gibiydim. Boynumda bir yazı asılıydı: Hayat İnşaat!"

HİPERTİROİDİ

Duygusal Nedenleri

Umursanmamaya karşı duyulan öfke,

Yapılan fedakârlıkların görülmemesi,

Çabuk olma kaygısı.

Çözüm Terapisi

Ben hayatın merkezindeyim. Kendimi ve gördüğüm her şeyi beğeniyor ve onaylıyorum.

HİKAYE: NURCAN'IN AİLESİ

Nurcan'ın öyküsü dokunaklı romanların kendinden emin yazarlarını kıskandıracak gibiydi. Kalabalık ailenin son çocuğuydu. Ancak akraba dolu aile apartmanının gitgide yalnızlaşan bir ferdiydi. Bazen o bile ablalarını, abilerini kuzenleriyle karıştırıyor, hangi aileye, nereye ait olduğunu şaşırıyordu. Yalnız ve üzgündü. Yakınındakilerle konuşmaya kalktığında annesinin "Seninki de dert mi canım?" demesi ağır gelmişti ona.

İnsan dolu apartmanda bir babası eksikti. Vardı ama yok gibiydi. Her zaman işte olurdu. Annesi ise sürekli hastaydı. Rahatsızlıklarla boğuşmak onu yıpratmıştı. Babaannesinde çare arayabilir miydi? Hayır, o sığınacağı bir liman olmaktan çok öteydi çünkü fırtınanın asıl sebebiydi. Kendisine bağımlı çocuk yetiştirme işindeki ustalığı bu kalabalık düzenin mimarı yapmıştı onu. Çocukları ne kadar büyürlerse büyüsünler annelerinden, yani Nurcan'ın babaannesinden bağımsız bir istekte bulunma yeteneğinden yoksundular. Bu durum aralarındaki huzuru artıramamış, aksine apartmanı kavga ve gürültünün asla eksik olmadığı bir yer haline getirmişti.

Yaşadığı ortam Nurcan'ı duyarsızlaştırmıştı. Belki de başka bir yolu yoktu. Yaşanan her şeyi umursamaz bir tavırla izliyor, dünya ile arasında görünmez bir set çekerek her daim kendini dışarıda tutuyordu.

Liseye gittiğinde yatılı okumaya karar verdi. Sevinçliydi, hayatında ilk kez özgür olacaktı. Karmaşa yumağından kurtulacak ve yepyeni bir sayfa açmanın mutluluğunu yaşayacaktı. Ancak öyle olmadı. Ailesinden ayrılmasından kısa bir süre sonra vücudu beklenmedik tepkiler vermeye başladı. İlk hipertroidi atağını geçirdi. Ne olduğunu anlamadı. Bedeni kendisini tehlike altında hissetmişti ve hızlanmaya çalışıyordu. Nurcan hastalıkla kıvranırken yaşadıklarının nedenini sorgular halde buluyordu kendini. Yalnız hissettiği o apartmanın bağımlısı mı olmuştu? Farkında olmadan bedeni orayı mı istiyordu? Hayat affetmiyordu. Derinleşen duyguların baskın izlerini silmek belki de dünyanın en zor işiydi. O zaman duygularını bastırdı, ancak zaman içerisinde bastırdığı duygular ataklar şeklinde onu kovalıyordu. Ta ki bu duyguları açığa çıkarıp içindeki korkan çocuk yanını onarana kadar...

HİPOTİROİDİ

Duygusal Nedenleri

İsteklerini ifade edememek

Sınırlanma duygusu

Herkes hızlı, ben yavaşım düşüncesi

Aşırı duygusallık

Çözüm Terapisi

Kuralları beni tümüyle destekleyen yeni bir hayat yaratıyorum.

HEPATİT

Duygusal Nedenleri

Değişime direnç ve suçlayıcı bir öfke.

Çözüm Terapisi

Düşüncelerim arınmış ve özgür. Geçmişi bırakıyorum, yeniye yöneliyorum. Her şey yolunda.

I, İ

İŞTAH FAZLALIĞI

Duygusal Nedenleri

Dökülemeyen gözyaşları,

Sevgi, kabul ve onay ihtiyacının hayatın ilk dönemlerine ait olması,

Zorla yemek yedirilen bebek olma,

Öfke duygusunun bastırılması.

Çözüm Terapisi

Ben hayatın kendisi tarafından seviliyor, besleniyor ve destekleniyorum. Yaşamak güvenli bir şey. Kendimi güvensiz bir atmosferde hissedecek bir durumla karşı karşıya değilim.

İDRAR KAÇIRMA

Duygusal Nedenleri

Babanın yokluğu,

Babanın sınırlarının olmayışı,

Güvende olmama hissi.

Çözüm Terapisi

Eskiyi kolaylıkla ve rahatlıkla bırakıyor ve yeniye hayatımda yer veriyorum.

İKTİDARSIZLIK

Duygusal Nedenleri

Cinsellikle ilgili suçluluk

Anneye karşı çözülmemiş korkular

Çözüm Terapisi

Bedenimi seviyorum. Cinselliğimi seviyorum. Kendimi seviyorum.

İSHAL

Duygusal Nedenleri

Bir durumdan kaçmak

Düzeni kaybetme korkusu

Bir şeyi görmek istememe

Çözüm Terapisi

Yüzleşmek artık en büyük korkum değil. Olaylardan, kişilerden, belki de sorumluluklardan yıllarca kaçmak bana zarardan başka bir şey vermedi. Onların varlığını yok saymak yaptığım en büyük hata oldu. Ama artık varlıklarını kabul ediyorum ve rahatım. En önemlisi de her şeyle yüzleşiyorum ve bu beni daha güçlü, hatta huzurlu hissettiriyor.

İRRİTABL BAĞIRSAK SENDROMU

Duygusal Nedenleri

Bir emir karşısında güçsüz hissetme.

Pasifliğin hakim olduğu bir ortamda büyük haksızlıklara katlanmak.

Çözüm Terapisi

Bana karşı yapılan haksızlığa müsade etmiyorum.

Hayatın mükemmel ritminin ve akışının bir parçasıyım. Her şey doğru düzen içinde. Güvenlik içinde yaşıyorum. Telaşlanmam gereken bir durum olmadığının farkındayım.

İŞTAH EKSİKLİĞİ

Duygusal Nedenleri

Hayata duyulan güvensizlik.

Çözüm Terapisi

Olduğum gibiyim. Olduğum gibi olmaktan mutluyum. Yaşamayı seçiyorum. Hazzı ve kendimi kabul etmeyi seçiyorum.

İDRAR YOLLARI ENFEKSİYONU

Duygusal Nedenleri

Karşı cins tarafından anlaşılmamış hissetmenin tepkisi,

Verilen duygusal kararlara dair rahatsızlık.

Çözüm Terapisi

Bugüne kadar, "hep yanlış insanı buldum ve yanlış kararlar verdim," düşüncesine saplanmak bana zarar verdi. Şimdi, "ben tercihlerimle, kararlarımla, hatta hatalarımla özelim," diyor ve kendimle barışık yaşıyorum.

K

KAN DOLAŞIMI BOZUKLUKLARI

Duygusal Nedenleri

Fazla yük taşımak

Gerginlik ve hayal kırıklığı

Kendini kanıtlama çabası

Çözüm Terapisi

Rahatım. Hayallerimin gerçeğe döneceğine inanıyorum.

KOLESTEROL

Duygusal Nedenleri

Yalnızlık duygusu,

Yalnızca kendime güvenebilirim,

Haz kanallarının tıkanması,

Haz alma korkusu

Çözüm Terapisi

Hayatı sevmeyi seçiyorum. Haz kanallarım ardına kadar açık.

KISIRLIK (İNFERTİLİTE)

Duygusal Nedenleri

Bilinçaltında anne/baba olmaya duyulan direnç,

Kendi çocukluğunu tekrardan yaşamak istememek.

Çözüm Terapisi

Hayata güveniyorum. Doğru yerde, doğru zamanda, doğru şeyi yapıyorum. Kendimi seviyorum ve onaylıyorum.

KİST

Duygusal Nedenleri

Kendine acımak,

Acı duyarak yaşamayı kabul etmek

Çözüm Terapisi

Zihnimin sinemaları güzel filmler gösteriyor çünkü ben seçiyorum. Kendimi seviyorum.

KANSER

Duygusal Nedenleri

Genelde bir kayba karşı duyulan derin öfke, acı ve nefret,

Uzun süre taşınan kırgınlık, sır, hüzün gibi hislerin bedeni kemirmesi,

Nefreti içine gömmek

Çözüm Terapisi

Geçmişle ilgili her şeyi sevgiyle affediyorum. Yaşamımı mutlulukla doldurmayı seçiyorum. Kendimi seviyorum.

AKCİĞER KANSERİ

Duygusal Nedenleri

İdeallerini gerçekleştirememenin verdiği bastırılmış öfke,

Hayatı kabul etmemek,

Depresyon,

Üzüntü,

Dolu dolu bir yaşama kendini layık görmemek.

Çözüm Terapisi

Hayatım mükemmel bir denge içinde. Hayatı dolu dolu yaşamaya hakkım ve kapasitem var.

BÖBREK KANSERİ

Duygusal Nedenleri

Korkularla yüzleşmekten korkmak.

Çözüm Terapisi

Kendimi seviyorum ve onaylıyorum. Değerli ve yeterli bir insanım. Hayatımda yalnızca doğru eylemler gerçekleşiyor. Eskiyi geride bırakıyorum ve yeniye hoş geldin diyorum. Her şey yolunda.

KAN KANSERİ

Duygusal Nedenleri

Yoğun öfke

Çaresizlik duygusu

Çözüm Terapisi

Sevinç verici yeni düşünceler içimde özgürce dolaşıyor.

KEMİK İLİĞİ KANSERİ

Duygusal Nedenleri

Hayattan vazgeçmek.

Çözüm Terapisi

Yaşam sürecine güveniyorum ve hayatla barış içindeyim. Emin ellerdeyim, korunuyorum.

KOLON KANSERİ

Duygusal Nedenleri

Birine karşı bastırılmış öfke ve nefret.

Çözüm Terapisi

Kendimi seviyor ve onaylıyorum. Tüm geçmişimi sevgiyle bağışlıyor ve serbest bırakıyorum. Yapabileceğimin en iyisini yapıyorum. Bastırdığım duygumu sakince dile getirmeyi seçiyorum.

KEPEKLENME

Duygusal Nedenleri

Aynı şekilde düşünmediğiniz kişilerle ayrılık hissi.

Çözüm Terapisi

Yenileniyorum. Gençleşiyorum. Barış ve sevgi düşünceleriyle kendimi koruyorum. Sorunlarımı unuttum ve affettim, özgürüm.

KIZARMA HİSSİ

Duygusal Nedenleri

Bütünlüğüne saldırı hissi.

Çözüm Terapisi

Heyecan ve stresten uzak kalmayı başarabiliyorum. Rahatım, sorunlarımın üstesinden gelebileceğime inanıyorum.

KAŞ YOLMA

Duygusal Nedenleri

Emeklerine verilen değersizlik.

Çözüm Terapisi

Emeğimin karşılığını yalnızca Allah'tan umarım.

HİKAYE: HAYALLERİ BİÇME MAKİNESİ

"Yemyeşil çimenler gibi büyüyen bahçeler dolusu hayallerimiz vardı ve onları biçen vahşi bir makineydi sanki hayat. Düşleri bir parmak uzayan kişi, bu çim biçme makinesinin dişlilerine yakalanıyordu."

Gencecik kızdan duyduğum bu okkalı sözler beni üzdü. Kim bilir neler yaşamıştı. Konusunu sonradan anladığım yağlı boya tablolardaki gibi görünen fakat oldukça geç fark edilen bir şey gördüm. Kaşları yoktu. Hepsini yolmuştu. Gözlerinin üzeri çıplaktı. Nedenini üzmeden sormak istedim. "Her şeyi erteliyorum, ondandır," diye geçiştirdi. "Ne zamandır böylesin?" diye sordum. "Ortaokuldan beri," dedi.

Çok iyi biliyordum. Kaşlar emek ve çaba demekti. Emekleri karşılıksız mı kalmıştı acaba? Tıkış tıkış odadan yerde uyuyanlara dikkat ederek çıkmaya çalışan düşünceli adam gibiydim. Üzerine basmadan sormaya çalışıyordum aklımdakileri: "Emeklerinin heba olduğunu güzel gözlerin gördü mü hiç?" Meğer bu cümleyi arıyormuş. Gerisi çorap söküğü gibi geldi.

"Başımı örttüğümde on iki yaşındaydım," dedi. "İnançlıyımdır, bunu kendim istedim," diye de ekledi. "Galiba suçum hayal kurmak," dediğinde ise gergindi. Gözleri doldu. Yanakları ıslandıkça dili de çözüldü. "İlginç gelecek ama ben özel timde görev almak istiyordum. Hem de çocukluğumdan beri. Onlar benim için emek, fedakârlık ve vatan sevgisi demekti. İnsanları koruyacaktım. Ülke değişiyordu. Yedinci sınıfa giderken ülkedeki başörtüsü yasakları bir bir kalktı. Ama kader bu ya, askeriyede ve güvenlik birimlerinde eski kurallar devam ediyordu. Başörtümden ötürü özel tim olmam imkânsızdı. Liseye geldiğimde herkesin meslek seçimi hakkında konuştuğu bir dersteydik. Hayalimi söylediğimde dalga geçtiler. 'Başörtünle mi?' dediler. Gülüşlerindeki tiz çığlık kulaklarımdan gitmedi. Sustum, içime kapandım. Bir yoldan gitmem gerekiyordu. Gazeteciliği seçtim. Ellerimle, kollarımla savunamadığım vatanı belki fikrimle ve kalemimle savunurum dedim. Sonradan başörtüsü, hayallerimi süsleyen kurumlarda da serbest oldu ama iş işten geçmişti. Dünyaya biraz erken mi geldim acaba diye sorarken buldum kendimi. Zihnimde kötümser fikirler, ellerimde kumral kaş tellerim vardı. Kaşlarımın hepsini yolmuştum, bunu da geç fark etmiştim."

Anlattıkça anlattı. Gözünden yaşlar gelen yalnızca o değildi artık. Odamla, etraftaki eşyayla, hatta dünyayla birlikte o an orada ben de ağlıyordum.

KURU ÖKSÜRÜK

Duygusal Nedenleri

Geleni veya duyulanı reddetme

Dünyaya bağırma arzusu

Çözüm Terapisi

Karşıya saygıyla kulak vermeyi seçiyorum. Kendimi önemsiyor ve taktir ediyorum.

KURDEŞEN

Duygusal Nedenleri

Kin duygusu

Çözüm Terapisi

Kinin yıkıcı girdabını bırakıyor ve huzuru seçiyorum.

Barış ve sevginin her şeyi halleedeceğine inanıyorum.

KULAK AĞRISI

Duygusal Nedenleri

Duyulan şeylere karşı hissedilen öfke.

Çözüm Terapisi

Uyumlu bir çevrem var. İyi ve hoş şeyler işitiyorum. Sevginin merkeziyim.

KULAK İLTİHABI

Duygusal Nedenleri

Duyduklarından fazla rahatsız olmak,

Dinlenilmediğini hissetmek,

Huzursuz aile ortamı.

§Çözüm Terapisi

Uyumlu bir çevrem var. İyi ve hoş şeyler işitiyorum. Bana zarar verebilecek her şeyden uzakta olduğumu bilmek bana güven veriyor.

KABAKULAK

Duygusal Nedenleri

Beslenme ile ilgili bir ayrılık hissi

Bir şeyi kolayca yakalayamam veya sindirememe

Çözüm Terapisi

Yalnız da olsam ben kendime yeterim. Çocuk için ise: Yalnız değilsin ben yanındayım.

KULAK ÇINLAMASI

Duygusal Nedenleri

Dinlemeyi reddetmek.

Duymak istediğim, ancak duyamadığım bir ses var düşüncesi.

Sezgilerini dinlemekten korkmak.

Çözüm Terapisi

Sezgilerime ve iç sesime güveniyor, içimdeki sese sevgiyle kulak veriyorum. İçinde sevgi olmayan her şeyi bırakıyorum.

KEKEMELİK

Duygusal Nedenleri

Karşı çıkmak istemek ama çıkamamak,

Korkular içerisinde çaresiz kalmak.

Çözüm Terapisi

Düşündüklerimi ifade etmekte özgürüm. Korkularımın esiri olmayı reddediyor ve üstüne gitmeyi seçiyorum. Kendimi güven ve sevgiyle ifade ediyorum.

KALP VE DAMAR HASTALIKLARI

Duygusal Nedenleri

Rekabet duygusu,

Hırçın ve sabırsız kişilik.

Çözüm Terapisi

Coşku, haz, mutluluk. Bunların düşüncelerimi, deneyimlerimi, bedenimi doldurmasına, sevincin zihnimden, bedenimden ve deneyimimden akmasına sevgiyle izin veriyorum.

KALP RİTİM BOZUKLUĞU (ARİTMİ)

Duygusal Nedenleri

Emirlere karşı hissedilen isteksizlik

Zamanı yönetemiyorum düşüncesi

Çözüm Terapisi

Zamanın geri alınamayan bir hazine olduğunu biliyorum. Etkili zaman yönetimiyle her saniye akan bu hazinenin altına bilgi ve deneyim kovamı koyacağımın, dolayısıyla da birikim yapacağımın da farkındayım.

KALP ÇARPINTISI

Duygusal Nedenleri

Sevgisinin parçalandığı hissi.

Çözüm Terapisi

Kalbim sevgi ritmiyle atıyor.

KALP KRİZİ

Duygusal Nedenleri

Koşulsuzca sevme ve sevilmeyi bilmeme,

Alanını elde tutma çabası.

Çözüm Terapisi

Önce sevgi geliyor. Hayattan haz almayı seçiyorum. Sevmek ve sevilmek dünyanın en değerli duyguları. Bunların bizi mutlu etme gücü var. Yeter ki kıymetini bilelim.

KALP ROMATİZMASI

Duygusal Nedenleri

Mutsuz bir ilişki içinde olmak.

Çözüm Terapisi

Dünyada ölüm dışında geri çevrilemeyecek bir şey yok. Yeter ki o cesareti kendimizde bulalım. Başlayınca değişimin gözümüzde büyüttüğümüz kadar büyük ve zor bir şey olmadığını görecek ve bunca zaman neden harekete geçmediğimize hayret edeceğiz.

KALP YETMEZLİĞİ

Duygusal Nedenleri

Şefkat eksikliği

Kendini ve başkalarını sevilmeme nedeniyle affedememe

Çözüm Terapisi

Birini ve bir şeyi sevmek bizim elimizde gibi görünse de sevilmek öyle değildir. İlgi ve sevgi görememek benim suçum değil Ben, beni yaratan Allah'ın bir yansımasıyım ve çok özelim.

KALINBAĞIRSAK KANSERİ

Duygusal Nedenleri

Bugünde değil geçmişteki öfkenin içinde yaşayarak bugünü geçmişin öfkesi ile ziyan etmek.

Çözüm Terapisi

Yapmak istediğim her şey için zamanım var. İçinde sevgi olmayan her şeyi bırakıyorum.

KABIZLIK

Duygusal Nedenleri

Geçmişte birine ya da bir şeye takılı kalmak,

Sahip olduklarından vazgeçememek,

Tutunduklarını bırakamamak.

Çözüm Terapisi

Geçmişi bırakıyor, yeni ve gerekli olanı kabul ediyorum. Hayatın içimden akmasına izin veriyorum. Bazen bir şey yanınızdadır, hatta ona sahipsinizdir. Ancak bu ilelebet böyle olmayabilir de. Bunu kabullenmek, bazen gitmelerine izin vermek gerekir.

KOLİT

Duygusal Nedenleri

Özgürlüğünü kaybetme korkusu,

Şefkat görme ihtiyacı.

Çözüm Terapisi

Kendimi seviyorum ve onaylıyorum. Mutluluğumu kendim yaratıyorum. Hayatta "kazanan" olmayı seçiyorum. Hayatın mükemmel ritminin ve akışının bir parçasıyım. Her şey Tanrısal, doğru düzen içinde. Güvenlik içinde yaşıyorum. Hayat, ihtiyaçlarımı bana daima sağlayacaktır. Her şey yolunda.

KUSMA

Duygusal Nedenleri

Bir reddedişin dışa vurumu: "Bu olayı ya da bu durumu reddediyorum."

Bir şeyi hazmedememe

Çözüm Terapisi

Hayatı güven içinde ve neşeyle sindiriyorum. Bana yalnızca hayırlı şeyler gelir. Ben de yalnızca hayırlı şeyler yaparım.

KARIN VE MİDE AĞRILARI

Duygusal Nedenleri

Bir şeyleri kabul edememek ve sürekli mücadele halinde olmanın yarattığı stres.

Çözüm Terapisi

Kendimi seviyorum ve onaylıyorum. Emin ellerdeyim. Telaşlanacak bir durum yok ve güvende olmanın rahatlığını yaşıyorum.

HİKAYE: EJDERHANIN ALEVİ

Bu kadın bizim eve her gelişinde etrafa neşe saçıyor, odayı enerjiyle dolduruyor. Gündeki diğer kadınlar onu o kadar çok seviyorlar ki onsuz davet yapmıyorlar, müsait olmadığı günler buluşmayı erteliyorlar. Bizim için çay gibi, sohbet gibi elzem bir şey.

Müsait olmadığı günler hep doktorda. Midesi onu mahvediyor. "Bir tek orası," diyor ve ekliyor: "Şu mideyi bir düzeltsem benden sağlıklısı yok." Ancak ülser ve diğer dertler peşini bırakmıyor. Acı sular ağzına geldikçe, otururken emme basma tulumba gibi kasılıp durdukça o sabrediyor, hayata gülüyor ve neşeyi elden bırakmamaya çalışıyor.

Sebebini biliyorduk çünkü yıllardır bu mahalledeydik ve otuz senedir komşuyduk. On altı yaşında gelin olarak buraya geldiğinde ben de yeni evli sayılırdım. İkimiz de tanımadığımız insanlarla evlendirilmiştik ve kaynanalarımızla aynı evde oturuyorduk. Kader çizgimizin benzerliği bizi yakınlaştırdı. Onunla yalnızca bir farkımız vardı, ancak büyük bir farktı bu. Benimkinin melek gibi biri olmasına karşılık onun kaynanası ağzından alev saçan bir ejderhaydı. Onun ateşinden atari oyunu gibi kaçıp dururdu dar evin içinde. Beğenmeme, iğneleme, söylenme, hatta hakaret... Bu kadın, Yeşilçam'ın en kötü adamına parmak ısırtırdı.

"Belki milyon kere ağladım yatak odamda. Anne olsa anne dersin ama bu canavara hiçbir şey diyemiyorum. Ne diyeceğimi bile bilemiyorum," derken ben de onun kadar üzülürdüm. Sanki içimi okumuş gibi, "Ateş düştüğü yeri yakar," derdi ve ben susardım. Koca bir ejderhaya karşı insan ne yapabilirdi ki?

KOLTUK ALTLARI VE KALÇA BÖLGESİ AĞRILARI

Duygusal Nedenleri

Amaçsızlık ve içerleme duygusu.

Çözüm Terapisi

Hayata dair amacımın ne olduğunu biliyorum.

KALÇA SORUNLARI

Duygusal Nedenleri

Duygusal ve fiziksel destekten yoksun hissetmek,

Büyük kararlar vermekten kaçınmak.

Çözüm Terapisi

Hayatım denge içinde. Hayatımda her yaşta kolaylıkla ve zevkle ilerleme gösteriyorum.

KARPAL TÜNEL SENDROMU

Duygusal Nedenleri

Tekrarlanan monoton işlerden bıkmak,

Var olan potansiyele karşı yeterli oranda üretken olamamak,

Ortaya çıkan işlere kendini layık görememe

Çözüm Terapisi

Yaptığım işten daha iyisini yapacağıma inanıyorum. Sürekli bu işi yapsam bile bu bir eksiklik değil.

KAS AĞRILARI

Duygusal Nedenleri

Güçsüzlük ve pişmanlık duygusu,

Acı çekme, değişim isteği ya direniş duygusu.

Çözüm Terapisi

Ruhuma katılık veren şeylerin hepsinden kurtulmalıyım. Bu bazen eski bir eşya, bazen kötü bir düşünce, bazense derinlerden gelen bir pişmanlık olabilir. Her ne olursa olsun mutluluğumdan daha değerli olamaz.

KASIK FITIĞI

Duygusal Nedenleri

Aldatma ve aldatılma hissi.

Çözüm Terapisi

Kendimi seviyorum ve onaylıyorum. Kendim olmakta özgürüm.

KIRIK KEMİK

Duygusal Nedenleri

Ayrılık duygusu.

Çözüm Terapisi

Dünyamda kendimin efendisi benim. Düşüncelerim yalnızca bana ait.

KARACİĞER SORUNLARI

Duygusal Nedenleri

Öfke ve kızgınlık,

Kendine ve çevreye karşı yargılayıcı düşünceler,

İçerleme duygusu.

Çözüm Terapisi

Kalbim açık olarak yaşamayı seçiyorum. Baktığım her yerde sevgiyi görüyorum. Mesafesiz ve engelsiz sevgi beni besliyor ve daha mutlu biri olmamı sağlıyor.

KİFOZ (KAMBURLUK)

Omurgamızda sırt bölgesindeki eğriliğin normalden daha fazla çıkıntı yapmasına kamburluk (kifoz) denir.

Duygusal Nedenleri

Hayatın zor olduğunu ve mücadele gerektirdiğini düşünmek,

Hayatı boşa yaşamışlık duygusu

Baba ile ilgili değersizleşme

Çözüm Terapisi

Tüm korkularımdan kurtuluyorum. Artık yaşam sürecine güveniyorum. Hayatın benim için var olduğunu biliyorum. Sevgiyle, kendimden emin ve dik duruyorum. Korkularımı yeniyorum. Bu, benim hayatım.

KARIN BÖLGESİ AĞRISI

Duygusal Nedenleri

Değersizlik duygusunu yoğun olarak hissetmek,

Korku ve endişe duymak.

Çözüm Terapisi

Yalnızca sevgiye ve sevgi dolu düşüncelere karşılık verilmeli. Her şey barış dolu.

KAŞINMAK

Duygusal Nedenleri

Bulunduğu yeri kabul edememek

Çözüm Terapisi

Barış ve sevgi düşünceleriyle kendimi koruyorum. Geçmişi unuttum ve affettim, özgürüm.

KURDEŞEN

Duygusal Nedenleri

Ortaya çıkan korkular,

Kızgınlığa karşı hiçbir şey yapamamanın verdiği çaresizlik duygusu.

Çözüm Terapisi

Barış ve sevgi düşünceleriyle kendimi koruyorum. Geçmişi unuttum ve affettim, özgürüm.

KABIZLIK

Duygusal Nedenleri

Geçmişte birine ya da bir şeye takılı kalmak,

Sahip olduklarından vazgeçememek,

Tutunduklarını bırakamamak.

Çözüm Terapisi

Geçmişi bırakıyor, yeni ve gerekli olanı kabul ediyorum. Hayatın içimden akmasına izin veriyorum. Bazen bir şey yanınızdadır, hatta ona sahipsinizdir. Ancak bu ilelebet böyle olmayabilir de. Bunu kabullenmek, bazen gitmelerine izin vermek gerekir.

HİKAYE: SEVGİLİ PAKİZE

Hayat satranca benzemez. Niye mi? Söyleyeyim. Bir kere herkese aynı sayıda taş sunulmaz. Kimi rakip oyuncuyu köşeye sıkıştırmış vezir gibi başlar, kimi de köşeye sıkışmış kedi gibi titrerken bulur kendini. Pakize de hayata eşit başlamayanlardandı. Babası tır şoförüydü. Evde yoktu, eksikti. Yılda birkaç kez gölgeden de silik bir halde görürdü onu. Dört kardeşin sonuncusuydu Pakize. Mecburen ihtiyaçtan daha azı yapılmış yemek gibiydi baba sevgisi. Ona gelmeden biter, Pakize'ye kendini avutmak düşerdi.

İçindeki sevgi birikti, taştı ve etrafına saçılmaya başladı. Bu bereketten nasibi alansa hemen yanı başındaki, belki de huzura en muhtaç yaratıklar olan sokak hayvanlarıydı. Öyle ki "Canım" dediği sevimli ve tüylü hayvanları okula bile götürür olmuştu.

Karşısına çıkan ilk adamla evlendi Pakize. Bunu neden yaptığını bilmiyordu. Etraftakiler de şaşırmıyordu. Ailesiyle tartıştı. Belki de huzur aradı. Sevgisine karşılık bulmayı, hayatta ilk kez sevilmeyi arzuladı.

Öyle olmadı. Eşi, baba yokluğunu kapatacakken artırdı. Şiddet ve aldatılma gölgeledi yuvayı. Eşi kötünün de kötüsü olmak için yarışıyordu adeta. Pakize anlamıyordu, yaşadıklarını algılamakta güçlük çekiyordu. Yaşadığı onca şeye rağmen eşinden ayrılmak istemiyor, üstelik kötü söyleyenlere karşı eşine sahip çıkıyordu. Ara sıra dert yansa da, içten içe bağırıp çağırsa da ondan vazgeçmiyordu. Sevilip korunmayı bilmediği içindi belki de. En yakın dostunun evinde elinde çay bardağı, gözleri donmuş halde, yüzündeki morluklarla otururken, "O benim kocam," diyordu. Dostları onu anlayamıyordu. Kimse onu anlayamıyordu. O da yaşama karşı yabancıydı. Ne Pakize kocasından ne de dostları Pakize'den vazgeçebiliyordu. Kimse hiçbir şey anlamıyordu.

Gerektiğinde vazgeçmemek, bitmesi gereken yerde bitirmemek bazen en büyük hastalık sebebimiz olabiliyordu. Pakize tüm zihni buhranları kendi isteğiyle körüklerken vücudunun da söyleyeceği birkaç şey vardı elbette. Vücut da kendi dilinden konuşuyor, hastalık lisanıyla kendini ifade ediyordu. Pakize'nin boşaltım sistemi çalışmaz olmuştu. Kabızlık derdiyle doktor doktor gezerken çözümün aslında karnında değil kafasının tam içinde olduğunun asla farkına varamamıştı...

L

LENF BEZLERİ

Duygusal Nedenleri

Bir şeyi elinde tutma konusunda yetersizlik hissi,

Kendini değersizleştirme

Aile çatışmaları, kavgalar

İstenmediğini hissetmek

Çözüm Terapisi

İstenen, hoş karşılanan ve çok sevilen bir insanım. Etrafımdakiler bana değer veriyor. Sözlerimi dikkatle dinliyor.

LORDOZ (BEL BÖLGESİ KAVİS)

Duygusal Nedenleri

Anneyle bağlantılı değersizleşmede babaya sığınma hissi.

Çözüm Terapisi

Ailem bir bütündür ve beni seven herkesle mutlu bir yaşamım var.

LENFOMA

Duygusal Nedenleri

Kindarlık,

Başkalarını suçlama,

"Ben" duygusuna yenilme

Yeterince iyi olamama konusunda çok büyük bir korku ve kendini suçlama,

Yaşama sevincini unutma.

Çözüm Terapisi

Kendim gibi olmaktan son derece memnunum. Olduğum gibi değerliyim ve yeterliyim. Kendimi seviyorum ve onaylıyorum.

M

MANTAR

Duygusal Nedenleri

Kendini yok etmeye dair korku duygusu.

Çözüm Terapisi

Kendimi seviyor ve onaylıyorum. Hiç kimse, hiçbir yer ya da hiçbir şey benim üzerimde bir güce sahip değil, özgürüm.

HİKAYE: CANSU ABLAM

Ablam Cansu, ailemizin en neşelisiydi. Evlenip baba evinden gittiği gün sabaha kadar ağladığımı hiç unutmam. Neşesinin kaçması o mendebur herifle evlendiği zaman olmadı. Meğer tüm yaşam enerjisi iki sene önce herifin mendebur olduğunu öğrendiği an kaçmış fakat bunu ben dahil kimseye söylememiş.

İki sene sonra, yağmurun sokakları bastığı bir günde ağlayarak yanıma geldi. Yüzüne bakmayan kocasının akşamdan sabaha biriyle mesajlaştığını görmek mahvetmişti onu. "Eli eline değdi mi bilmem ama sözü sözüne değdi," deyip dizimde ağlamaya başlayınca öldüresim geldi o herifi. Ağladı, konuştu. Konuştu, ağladı. İki yıldır içine attığı ne varsa bir bir boşalttı. Bu iki yılda çok doktor gezmişti. Mantar ve bakteri yüzünden mahvolmuştu güzel ablam.

Değer miydi bu herifi bu kadar kafaya takmaya? Değer miydi bunca zaman içine atıp kendini oymaya? Şimdi seni kimler iyileştirsin canım ablam?

MENENJİT

Duygusal Nedenleri

İstenmeyen ve kabul görmeyen bir varlık olma hissi

Kaybolmuşluk duygusu

Varlığını ortaya koyamamak

İşe yaramazlık duygusu

Çözüm Terapisi

Her ne kadar çevremizden bağımsız yaşamamız imkânsız olsa da elimizden geldiğince çevre söylemleri yerine kendi hislerimizi ön plana koymalıyız. İnsanların dedikleri kendi kararlarımızın önüne geçmesin. Tavsiye alalım, ancak unutmayalım ki yaşamımıza yön verecek olan biziz.

MİGREN

Duygusal Nedenleri

Mükemmeliyetçi kişilik,

Baba tarafından onaylanmamış kız çocuğu (kadınlığının kabul edilmemesi sonucu özellikle âdet dönemlerinde ortaya çıkan migren atakları)

Zorlanmaktan hoşlanmamak, ancak başkalarını zorlamak.

Çözüm Terapisi

Kendimi seviyor ve onaylıyorum. Kendimi ve yaptıklarımı, sevgi gözleriyle görüyorum. Emin ellerdeyim. Kendimi hayatın akışına bırakıyorum ve hayatın tüm ihtiyaçlarımı kolayca ve rahatça sağlamasına izin veriyorum. Hayat benim için var. Hayat, benim hayatım.

MİDE BULANTISI

Duygusal Nedenleri

Bunu hak etmiyorum inancı.

Çözüm Terapisi

Güvendeyim. Hayatın bana daima iyilikler getireceğine inanıyorum.

MS

Duygusal Nedenleri

İstenmemiş ve seçilmemiş olma duygusunun yarattığı öfke,

Harekete geçmek isteyip geçememenin oluşturduğu öfke,

Geleceğe dair engellenmişlik,

Aşırı korku,

Herkesi ve her şeyi çılgın bir şekilde kontrol etme arzusu,

Güven duymaya dair derin ihtiyaç.

Çözüm Terapisi

Hayatta olmak güzel. Kendim olmak güzel. Kendime güveniyorum. Her zaman en iyisini yapabileceğime, daha da ötesi, dünyaya faydalı olabileceğime inanıyorum.

MEME PROBLEMLERİ

Duygusal Nedenleri

Kendini kadın olarak değersiz hissetmek,

Kadın olarak şefkat görememek.

Çözüm Terapisi

Kadın kimliğimi seviyorum. Kadın olmanın mümkün ve güvenilir olduğunu biliyorum.

MEME KANSERİ

Duygusal Nedenleri

Cinsiyetini kabullenememe

Fedakârca bir yaşam

Çözüm Terapisi

Ben önemliyim. Değerliyim. Artık kendime sevgiyle ve keyifle özen ve bakım gösteriyorum. Başkalarına kendileri olma özgürlüğünü tanıyorum. Hepimiz emin ellerdeyiz.

MİDE KANSERİ

Duygusal Nedenleri

Affedememe

İntikam alma isteği

Büyük korku, dehşet

Yeni olandan korkmak

Yeniyi özümseyememek

Çözüm Terapisi

Kendimi seviyor, beğeniyor ve onaylıyorum. Kendimle barış içindeyim. Ben harikayım. Hayat benimle anlaşma ve uyum içinde. Her gün, her an yeniyi özümsüyorum. Her şey yolunda.

MENOPOZ PROBLEMLERİ

Duygusal Nedenleri

Yaşlanma korkusu

İşe yaramazlık korkusu

Çözüm Terapisi

Hayatın tüm dönemlerinde dengeli ve huzurluyum. Bedenimi seviyorum. Aşırılıktan, rahatsızlıktan uzağım. Sağlıklı ve güzel günlerin beni beklediğine eminim.

MESANE PROBLEMLERİ

Duygusal Nedenleri

Uyumsuz kadın erkek ilişkileri

Aşırı düzensizlik ya da aşırı düzen tutkusu

Para ve iş konularını hayatın merkezine oturtmak

Çözüm Terapisi

Eskiyi geride bırakıyor ve yeni hayatıma, "Hoş geldin" diyorum. Artık temiz bir sayfa açtım. Geçmişi düşünmek beni yalnızca daha çok üzer.

MUTİZM (SEÇİCİ KONUŞMAMAZLIK)

Duygusal Nedenleri

Hem yapmak istiyorum hem istemiyorum duygusu,

İkili çatışma

Çözüm Terapisi

Öncelikle mükemmeliyetçi olmaktan uzak kalmak gerekir. Çocuğa yaklaşmaya, ona rahatlatıcı sözler söylemeye başlanır. Çocuğa hissettiğinin doğal olduğu anlatılır. Çevresini kontrol etmesi için iletişim kurması gerektiği aşılanır. Çocukla fazla konuşma gerektirmeyen boyama, resim yapma gibi aktiviteler yapılır.

Bunları yaparken çocuğa çevresini kontrol edebilmesi için seçenekler verin. Örneğin eğer boyama yapıyorsanız ona yapılacak başka iki aktivitenin resimlerini daha gösterin ve ilk seçtiğini önerin. Eğer işaret etmez veya gösterdiğinizi almazsa onun istediğini düşündüğünüzü değil de, sizce istemediğini eline verin. Bu onun gelecek sefer iletişim kurma isteğini artıracaktır. Unutmayın ki bu çocukların problemi inatçı ve kontrol düşkünü olmaları, çevrelerini yönlendirmek istemeleridir. İletişim kurmadıklarında daha fazla rahatsız olacaklarını hissettirin.

Gözlem yoluyla çocuğun kendini güvende hissettiği sosyal ilişki düzeyini belirleyin. Seçici mutizmi olan çocukların kendi dil gelişimleri hakkında gerçekçi olmayan beklentileri vardır çünkü amaçladıkları yetişkin düzeyidir. Sosyallik içinde doğrudan öğretilmeyen kurallar oldukça komplikedir. Bunları öğrenmesi için ona zaman tanıyın. Örneğin ona kitap okuyun ve her seferinde "lütfen" ve "teşekkür" ederim kelimelerini duyduğunda elini çırpsın veya bir kavanoza düğme atsın. Veya bir oyun oynayın. Bu oyunda biri yanlış şeyler söylesin, siz de yanlışları yakalaması için çocuğa yardım edin.

N

NEFES DARLIĞI

Duygusal Nedenleri

Uzun süren kararsızlık,

Bir şeyleri gizlemenin suçluluğu.

Çözüm Terapisi

Eğer gizlediğiniz olay ile alakalı ise bu durumu paylaşmak ve ortaya çıkarmak, suçluluğunuzu bastırmak yerine rahatlamak gerekir.

NARKOLEPSİ (KRONİK UYKU BOZUKLUĞU)

Duygusal Nedenleri

Benim için gerekli ise yaparım duygusu,

Her şeyden uzaklaşma isteği,

Aşırı korku,

Bulunduğu yerde olmayı istememek.

Çözüm Terapisi

Hayatın içinde ben de varım. Hayat devam ederken benim durmamam gerekiyor. Uyku kurtarıcı değil bir kaçıştır. Kutsal bilgeliğin gücüne ve rehberliğine güveniyorum.

NASIR

Duygusal Nedenleri

Yeni bilgilere açık olmamak,

Hayatla uyumsuzluk.

Çözüm Terapisi

Yeni düşünce ve yolları görmek ve denemek güvenli. İyiye açığım. Yeni fikirleri ve yeni yolları görmek, deneyimlemek güvenli (tehlikesiz) bir şeydir. Hayırlı olana açığım ve onu kabul ediyorum.

NEFES KOKMASI

Duygusal Nedenleri

Kıskançlık,

Kendinden hoşlanmamak,

Öfke ve intikam dolu düşünceler.

Çözüm Terapisi

Geçmişime sevgiyle sünger çekiyorum. Sadece sevgiyi dile getiriyorum.

O, Ö

OMURİLİK HASTALIKLARI

Duygusal Nedenleri

Aile ortamının problemli olması ve burada beslenemediğini hissetmek.

Çözüm Terapisi

Düşüncelerimde, bedenimde ve dünyamda barış yaratmayı seçiyorum. Güvenliyim ve seviliyorum.

OMUZ SORUNLARI

ÇÖKÜK OMUZ

Duygusal Nedenleri

Kişinin, gerçekte kendisine ait olmayan sorunlara katlanması,

Cesaret duygusu eksikliği.

Çözüm Terapisi

Yeterince cesur olduğumu düşünüyorum. Hayatın yükünü kaldırabilir diklikte yürüyorum. Gelen her türlü zorluğu kaldırabilirim.

SAĞ VE SOL OMUZ

Duygusal Nedenleri

Baba ile problemler,

Kontrol duygusu,

Yaptığının görülmemesi,

Dişi kimliğini ve fikirleri bastırma.

Çözüm Terapisi

Büyüdüğümü fark edip kendi sorumluluğumu alıyorum. Her zaman kendi fikirleri olan özgür bir bireydim. Başkalarının düşüncelerini takip etmek bana göre değil.

OMUZ AĞRILARI

Duygusal Nedenleri

Fazla yük alma ve kendiyle savaşma.

Çözüm Terapisi

Dünyayı ben sırtlayamam. Bütün işleri de omuzlayamam. Yeri geldiğinde yardım istemek, iş paylaşımı yapmak hiç de zor değil.

OSTEOPOROZ

Duygusal Nedenleri

Özgüven eksikliği

Çözüm Terapisi

Kendi kendimin desteğiyim ve hayat beni beklenmedik, sevgi dolu yollardan destekliyor.

ÖDEM

Duygusal Nedenleri

Ödem vücudun hangi bölgesinde ise o bölgeye ait duyguyla hareket etmeye duyulan isteksizlik.

Kendi alanını koruma çabası

Çözüm Terapisi

Geçmişi seve seve geride bırakıyorum. Bırakmak iyi ve güvenli (tehlikesiz) bir şeydir. Artık özgürüm.

ÖKSÜRÜK

Duygusal Nedenleri

Eleştirilme korkusu,

Bir şeyden rahatsızlık duyma,

Buna katılmıyorum fikri,

Dünyaya bağırma arzusu. "Beni görün! Beni dinleyin!"

Çözüm Terapisi

Ben en olumlu biçimde önemseniyor ve takdir ediliyorum. Seviliyorum.

Çözüm Terapisi

Kendimi sevdikçe ve onayladıkça daha huzurlu, barışçıl bir dünya yaratıyorum.

OTİZM

Duygusal Nedenleri

Anne karnında ya da yaşamın ilk yıllarında yaşamın tehlikeli bir yer olduğu algısı,

Annenin aile içi huzursuzluklar nedeniyle yaşadığı duygusal karmaşa,

Korku, panik,

Ruhsal sorunlar,

İstenmeyen çocuk olmak.

Çözüm Terapisi

Çocuğunuza sahip olmadan önce, son bir yılda kendinizi güvende hissetmediğiniz oldu mu? Kendinizi nerede ve nasıl güvensiz hissettiniz? Bu soruların cevabı, aslında problemin başladığı yer... Bunun dışında, çocuğun dikkatini başka alanlara dağıtmak, ilgi alanlarını genişletip çoğaltmak, çevreyi görmesini sağlamak gerekir. Otistik çocukların da istek ve ihtiyaçlarının diğer çocuklar gibi olduğunu bilmeliyiz. Farkına varmadan yanlış davranarak çocuğun uygunsuz davranışını pekiştirmemeliyiz. İhtiyaçlarını konuşmadan karşılamamalıyız. Çok az otistik çocuğun hiç konuşmadığı görülmüştür. Konuşma organları tembel kaldığı için konuşmazlar. Eğer dil öğretmek için bilinçli bir çaba gösterilirse onlar da öğrenirler. Önce sözcüklerden, sonra basit emirlerden kurulan basit cümlelerle her çocuğun konuşması kolaydır. Konuşma organları karmaşık da olsa kullandıkça gelişir. Aktif bir yaşam, çocuğun ruhunu geliştirmek için iyi bir zemin oluşturur. O zemini oluşturup çocuğu ona inandıralım.

P

PARKİNSON

Duygusal Nedenleri

Kontrol arzusu,

Her şeyi ve herkesi kontrol etme isteği,

Korku

Kontrolün elimden gittiği düşüncesi

Çözüm Terapisi

Güvende olduğumu bilerek rahatım. Hayatım bana ait. Hayat benim için var ve yaşamın getireceklerine teslim oluyorum.

PANKREAS SORUNLARI

Duygusal Nedenleri

Kendini bastırmak ve sonrasında sağlıksız bir şekilde ifade etmek,

Bastırılan mutluluk hissi.

Çözüm Terapisi

Hayattan tat alıyorum. Keyfime önem veriyorum. Giden zamanımın geri gelmeyeceğinin bilincindeyim. Aşırıya kaçmadan zevk alarak yaşamayı çok ama çok seviyorum.

PSORİYATİK ARTRİT

Duygusal Nedenleri

Kaybolma hissi,

İncitilmekten korkma,

Duygularını uyuşturma,

Duygularının sorumluluğunu kabullenmeyi reddetme.

Çözüm Terapisi

Yolumu ve yönümü biliyorum. Hayatın sevinçlerine karşı istekliyim. Hayatta benim için en iyi olanı hak ve kabul ediyorum. Kendimi seviyor ve onaylıyorum.

PROSTAT KANSERİ

Duygusal Nedenleri

Sınırlanmanın yarattığı bastırılmış öfke,

Zihinsel korkuların erkekliği zayıflatması,

Vazgeçmek,

Cinsel baskı ve suçluluk,

Yaşlanma korkusu.

Çözüm Terapisi

Kendimi seviyorum ve onaylıyorum. Gücümü kabul ediyorum. Ruhum daima genç.

PARMAK ETLERİNİ YEME

Duygusal Nedenleri

Ortaya çıkardığı işin çok zayıf olduğunu düşünme

Başaramamış olduğunu düşünme

Çözüm Terapisi

Elimden geleni yapıyor olmam yeterli

Yapabildiklerime inanıyorum

R

ROMATOİD ARTRİT

Duygusal Nedenleri

Kendine yetemediğini hissetmek,

Kendini yararsız ve amaçsız hissetmek,

Derin hırs ve öfke duygusu,

Sevilmediğini hissetmek.

Kendini ve başkalarını sürekli eleştirmek, içerlemek.

Her şeyin kusursuz olmasını aşırı derecede istemek.

Çözüm Terapisi

Kendimi sevmeyi ve onaylamayı seçiyorum. Başkalarına sevgiyle bakıyorum.

RAHİM VE RAHİM AĞZI KANSERİ

Duygusal Nedenleri

Karşı cinse karşı bastırılmış öfke,

Kendi cinsiyetini reddetme,

Bastırılan yalnızlık ve çaresizlik duygusu.

Çözüm Terapisi

Bedenimle barışığım. Kadın olduğum için mutluyum. Yaşamayı seviyorum. Kadın olmayı seviyorum.

REFLÜ

Duygusal Nedenleri

Hazmedilemeyen davranışlar

Çözüm Terapisi

Yaşanan her şeyi kabul ediyor ve üstünde durmamayı seçiyorum. Gevşiyor ve hayatın rahatça akmasına izin veriyorum.

ROMATİZMA

Duygusal Nedenleri

İnsanlar bana haksızlık ediyor ve kötü şeyler hep beni buluyor düşüncesi.

Çözüm Terapisi

Deneyimlerimi ben gerçekleştiriyorum. Kendimi ve başkalarını sevip onayladıkça, gittikçe daha olumlu deneyimlere erişiyorum.

S

SİVİLCE

Duygusal Nedenleri

Suçluluk duygusu,

Kendinden hoşlanmamak,

Estetik değersizleşme,

Kendiyle yüzleşmeye yanaşmamak.

Yüz bölgesindeki sivilce kendini birinin bakışlarından korumaya çalışmak ile ilgilidir.

Çözüm Terapisi

Ben beni yaratan Allah'ın sanatını üzerimde taşıyorum. Kendimi olduğum gibi seviyor ve kabulleniyorum.

SEDEF

Duygusal Nedenleri

İnsanlardan korunma ihtiyacı,

Başkalarını kendinden uzak tutarak cezalandırma ihtiyacı.

Çözüm Terapisi

Hayatın getireceklerini cesaret ile karşılıyorum. İnsanlarla barış içinde olmayı seçiyorum.

SİSTEMİK LUPUS ERİTEMATOZUS

Duygusal Nedenleri

Değersizleşme hissi,

Ahlaki ya da fiziksel olarak kendini kirlenmiş hissetmek.

Çözüm Terapisi

Eşsizim, tekim, değerliyim, temizim.

SESLERDEN RAHATSIZ OLMA

Duygusal Nedenleri

Güven alanımda değilim duygusu ve her şeyi duymalıyım düşüncesi

Çözüm Terapisi

Güvende olduğuma inanıyorum. Her sesi duymak ve önemsemek istemiyorum. Sevgiyle dinliyorum.

SAÇ DÖKÜLMESİ

Duygusal Nedenleri

Eve ve yuvaya dair kaygı.

Çözüm Terapisi

Hayatımın her alanında huzur içinde ve rahatım. Güçlüyüm, mutluyum.

SAÇLI DERİ EGZAMASI

Duygusal Nedenleri

Görünmek ve gizlenmek istemeye dair kaygı,

Aşırı muhalefet, düşmanlık,

Soluk kesici kin,

Zihinsel feveran.

Çözüm Terapisi

İçimde ve etrafımda uyum, barış, sevgi ve hazla çevriliyim. Güvencedeyim.

SELÜLİT

Duygusal Nedenleri

Kalçalarda, anneyle ters düşme çatışması.

Uyluklarda, annemden daha iyi olmak zorundayım düşüncesi.

Çözüm Terapisi

Herkesi affediyorum. Kendimi affediyorum. Tüm geçmiş acılarımı affediyorum. Özgürüm.

SIRT SORUNLARI

Duygusal Nedenleri

Desteklendiğini hissedememek,

Üstüne aldığı yükleri bırakmak istemek,

Duygusal zorluklardan yorulmak.

SIRT-ALT

Duygusal Nedenleri

Para sorunları,

Bir durumdan geri çekilmek istememek.

SIRT-ORTA

Duygusal Nedenleri

Suçluluk duygusu

Kendini destekleyememek

SIRT-ÜST

Duygusal Nedenleri

Duygusal destek alamamak,

Kendinden başkasına güvenmemek.

Çözüm Terapisi

Kendimi seviyorum ve onaylıyorum. Gerektiği kadar zorluk ve sorumlulukla yüzleşiyorum. Kaldıramayacağım yükün altına girmemek en büyük mutluluk kaynağım.

HİKAYE: HAYATIN YÜKÜ TAHSİN'İN OMUZLARINDA

Hayatın yükü kaç kilodur? Omuzlayınca kaç yaş ihtiyarlatır? Tahsin'i görünce aklıma bunlar geldi çünkü dünyayı sırtına alıp yüklenmiş gibiydi.

Otuz yaşında olduğunu duyunca çok şaşırmıştım. Bana sorsan kırk beşten aşağı değildi. Kader bir şekilde eritmişti onu. Yüklemişti sırtına her şeyi. Ailenin yükünü üzerine aldığında babası henüz hayattaymış. Buna rağmen kardeşlerini o okutmuş. Kendisi okuyamamış tabii. Ailesi için gayretin ve fedakârlığın simgesi olduğunda henüz yirmi bir yaşındaymış.

Babasını kaybettiği gün sırtındaki yükün daha da arttığını hemen anlamış. Zaten yaşadıkları hayat sert yüzünü daha çok göstermekte gecikmemiş. Akşamları çalışmış, geceleri çalışmış, hafta sonları çalışmış...

"İşleyen demir ışıldar," derler. Çalışmanın insanı dinçleştirdiği bence de doğru. Zaten Tahsin'i çökerten çalışmak değilmiş. Başka bir söz var, tam oturuyor ona. "Duvarı nem, insanı gam öldürürmüş."

Tahsin'i bu hale getiren de gam olmuş. Bir gün bir tartışma sırasında kız kardeşi onu fedakârlıklarını kastederek, "Yapmasaydın, senden isteyen mi oldu!?" diye azarlayınca Tahsin duvara çarpmaktan beter olmuş. Hayatını ne için feda ettiğini uzun uzun düşünmek parçalamış onu.

Şifa

Hayata karşı kırılan Tahsin'in zihninde "Artık sadece kendime güvenebilirim," sözü yankılandıkça kendine ve kardeşlerine olan öfkesi artmış. Öfke vücutta büyür de zarar vermeden durur mu? Tahsin'in sırt ve göğüs ağrıları da o zaman başlamış.

Onu gördüğümde ağrılar benliğini ele geçirmek üzereydi. Hayatın yükünü taşıyan omuzları öfkeye karşı çaresiz kalmıştı. İnsan bir ton taşır da biz söz taşıyamazmış.

SKOLYOZ

Skolyoz, omurganın yanlara bükülmesiyle oluşan ve çok bilinen bir hastalıktır. Skolyozun semptomlarından biri sırt ağrısıdır. Ağrı rahatsız edici veya çok şiddetli olabilir.

Duygusal Nedenleri

Hayata güvenememek,

Dayanılacak temel değerlere sahip olmamak,

Düşünce ve davranışlardaki tutarsızlık,

Kardeşler arasında değersizleşme.

Çözüm Terapisi

Hayata daha sağlam basıyorum. Değerlerimi yeniden belirliyorum.

SAĞA EĞRİLME

Duygusal Nedenleri

Oto kontrol ve öz disiplin yoksunluğu,

Zihinde planlar yapmak, ancak gerçekleştirmemek.

SOLA EĞRİLME

Duygusal Nedenleri

Boş hayaller kurmak ve kendini bunlara inandırmak

Hayallerde yaşamak

Çözüm Terapisi

Tüm korkularımdan kurtuluyorum. Artık yaşam sürecine güveniyorum. Hayatın benim için var olduğunu biliyorum. Sevgiyle, kendinden emin ve dik duruyorum. Korkularımı yeniyorum. Bu benim hayatım.

SAFRA KESESİ İLTİHABI

Duygusal Nedenleri

Öfke, kıskançlık

Kontrolcü kişilik

Gücenme

Çözüm Terapisi

Yaşam yeri geldiğinde esnek olabilme, unutabilme ve affedebilme sanatı. Katı bir tutum yerine yumuşak bir ruh olmayı seçiyorum.

SAFRA KESESİ TAŞI

Duygusal Nedenleri

Aşırı gurur

Affetmeyi reddetmek

Çözüm Terapisi

Katı düşüncelerim yok. Gururu değil geçmişi arkamda bırakmayı seçiyorum.

SİROZ

Duygusal Nedenleri

Çok yakın birini affedememek,

Güçlü görünmek uğruna istediği hayatı yaşayamamak ve buna duyulan öfke.

Çözüm Terapisi

Düşüncelerim arınmış ve özgür. Geçmişi bırakıyorum, yeniye yöneliyorum. Her şey yolunda.

SEZARYEN

Duygusal Nedenleri

Çalışmalarının sonuçlarını görememe,

Kendi başına iş yapmakta zorlanma.

Çözüm Terapisi

Bebeğimi kendi gücümle kucağıma alabilirim. Bu benim yaradılışımda mevcut. Bunu kabul ediyor ve onaylıyorum.

ZOR DOĞUM

Zor Doğumun Sebepleri

1. Pelvik darlık sebebiyle meydana gelen zor doğumlar

2. Gebeliğin pozisyonu, duruşu ve gelişimsel anomalilerden kaynaklı zor doğumlar.

3. Rahim disfonksiyonu kaynaklı zor doğumlar.

Bunlar genellikle itici güce ait sebepler olabilir. Rahmin yeterli güçte ve sıklıkta kasılmaması itici güce ait sebeplerdir.

Bebeğe ait zor doğum sebepleri ise bebeğin doğum kanalına girmemesi veya iri olması gibi etkenlerden dolayı gerçekleşir.

Doğum kanalından kaynaklanan zor doğum sebepleri ise pelvis kemiklerinden ya da doğum kanalında kemik dışı yumuşak dokular sebebiyle gerçekleşen zor doğumlar olarak özetlenebilir.

Duygusal Nedenleri

Çalışmak zorludur inancı

Çözüm Terapisi

Bebeğimin gelişi tam olarak yaradılışıma uygun şekilde ve kolaylıkla oluyor. Bunun benim yaradılışım olduğunu biliyor ve onaylıyorum.

SAÇ YOLMA

Duygusal Nedenleri

Yuva ile ilgili kaygılar,

Suçluluk hissiyle kendini cezalandırma.

Çözüm Terapisi

Yaşandı, olan oldu ve geride kalacak

HİKAYE: ODAMDAYIM

İşte yine yalnızım. Yine herkese yabancı olmanın zehri yaktı içimi. Odamdan çıkmayalı saatler oldu. Yemeğe çağırdılar, gitmedim. Babam kapıyı vurduğunda hasta taklidi yaptım. Üvey annem geldiğinde ise umursamadım. Kötü biri değil ama onun gülen yüzü anlayamadığım bir şekilde beni geriyor ve kendimi daha da yalnız hissetmeme neden oluyor. Hayır, annem ölmedi, o da yeni eşiyle yaşıyor. Haftada bir gün ondayım. Oraya gittiğimde bana sürekli pahalı şeyler alması sanırım benden çok onun mutluluğuyla ilgili. Öz annemin üzerimde duygusal tatmin sağlaması bende kullanılmışlık duygusu uyandırıyor ve beni üzüyor. Hele şimdi ne hediye görmek ne de duygusal tatmin hissetmek istiyorum. Tek bir şey gerekli bana. Basit, tek, bir tane şey... Başımı yaslayıp ağlayabileceğim sıcak bir omuz için neler vermezdim...

Baba evindeki odamda ne kadar yalnızsam annemin salonundaki kanepede de o kadar çaresizim. Başım kaşınıyor, saçlarım karışıyor. Ellerimi uzun, siyah ve bakımsızlıktan kırılmış saçlarımdan alamıyorum.

Benim evim neresi? Ben nereye aidim? Beni ikide bir sofraya çağıran bu insanlar kim? Haftada bir evine gittiğim kadın ve yanındaki adam kim? En önemlisi, ben kimim?

Saçlar, ya bu saçlar... Onlar bana mı ait? Neden şimdi başımı terk edip elime geliyorlar?

Belki de haklılar. Kendimi ben bile terk etmişken onlar neden kalsın ki?

Kaptanı kaçan geminin fareleri durur mu?

SAĞIRLIK

Duygusal Nedenleri

Kişinin kendi dünyasına çekilme isteği,

Olanları işitmek istememesi,

Rahatsız edilmeme isteği.

Çözüm Terapisi

İşittiğim her şey bana zevk veriyor. Her şeyle birim. İçimdeki yüce sese kulak veriyorum.

SİNÜS PROBLEMLERİ

Duygusal Nedenleri

Başkasının hayatını nasıl yaşayacağını dikte etmeye çalışmak.

Çözüm Terapisi

İçimde ve çevremde huzurlu ve uyumlu bir ortam var ve bu uyumun her zaman içimi kapladığını ve beni kuşattığını ilan ediyorum. Başkalarının fikirlerimi umursaması gerekmiyor. Fikirlerimi ben umursuyor ve güveniyorum.

SES KISIKLIĞI

Duygusal Nedenleri

Kişinin, hoşlanmadığı durumlarda iletişim kurmak zorunda kalması,

Sık sık stresli ve içine sinmeyen konuşmalar yapmak zorunda kalması,

Gerçek düşüncelerini söyleyememesi.

Çözüm Terapisi

Neyi kime nasıl söylemek istiyorsanız bunun farkına varıp önce kendinize ifade edin.

T

TANSİYON

Duygusal Nedenleri

Monoton bir yaşamın bıkkınlığı,

Bir durumu ya da olayı kaybetmeye dair vazgeçme hissi,

Vazgeçmenin kabul edilmesi,

Çocukluktan gelen sevgi eksikliği,

Yenilmişlik,

Her şeyin anlamını yitirmesi, çabalamanın boş olduğu düşüncesi.

Çözüm Terapisi

Geçmişi neşeyle geride bırakıyorum. Huzur içindeyim. Dünü, bugünü ve yarını sadece gerektiği kadar önemsiyorum. Tabii en büyük dikkati bugüne veriyorum.

YÜKSEK TANSİYON, HİPERTANSİYON

Duygusal Nedenleri

Stresle baş edememe,

Vazgeçmek zorunda olunan şeyler için savaşma.

Çözüm Terapisi

Artık daima sevinçli olan "şimdi"de yaşamayı seçiyorum. Hayatım bir sevinç kaynağı.

TALASEMİ (AKDENİZ ANEMİSİ)

Duygusal Nedenleri

Hayattan yüksek derecede korkmak,

Varlığını sürekli tehdit altında hissetmek.

Çözüm Terapisi

Hayatın her alanında zevk alacağım çok şey var. Hayatı seviyorum.

TOPUK DİKENİ

Duygusal Nedenleri

Yanlış yönde gittiği düşüncesi,

Olayların çok hızlı gitme hissi,

Anne ile birlikte olmak isteme.

Çözüm Terapisi

Annem her nerede olursa olsun onu daima içimde hissediyorum.

TÜBERKÜLOZ

Duygusal Nedenleri

Kendine ya da başkalarına aşırı katı davranmak,

Kuralları her şeyin üstünde tutmak,

Bencillik

Çözüm Terapisi

Kurallar olmadan da huzurluyum. Hayata uyumlanabilirim.

TİK

Duygusal Nedenleri

Değersizlik duygusu,

Ait olma ve güven duygusu eksikliği,

Ailede kabul görmemek ya da önemsenmediğini hissetmek,

Kardeşler arasında ebeveynler tarafından tercih edilmemek.

Çözüm Terapisi

İlaç tedavileri yanında terapi ile başarı sağlanmaktadır. Sizi seven insanların ne kadar çok olduğu ve onlar için ne denli değerli olduğunuzu unutmayın. Kendinizi değerli hissettiğiniz kişiler, sevildiğinizi bildiğiniz dostlar en büyük hazinenizdir. Çocuklarda ise en büyük neden kardeşler arası problemdir.

TIRNAK SORUNLARI

Duygusal Nedenleri

Hayata ve seçimlerine güvenmemek,

Amaç ve ideallere güvensizlik,

Sürekli savunmada olma ihtiyacı,

Kendimi suçlu hissediyorum çünkü yapmamam gerekenleri yapıyorum düşüncesi,

Hayata karşı duruşunu belirleyememek.

Çözüm Terapisi

Büyümem iyi ve güvenli. Kendi hayatımı sevinç ve kolaylıkla yönetiyorum.

TIRNAK YEMEK

Duygusal Nedenleri

Kendini yok etme arzusu,

Kendi kendini yemek,

Çaresizlik ve acizlik duygusu,

Kendine yöneltilmiş kızgınlık.

Çözüm Terapisi

Büyümeyi seçiyorum. Artık kendi hayatımı kolaylıkla ve zevkle idare ediyorum.

AŞIRI TÜYLENME

Duygusal Nedenleri

Terk edilmekten ve incinmekten korunmaya çalışma,

Üstü örtülü öfke ve korku

Çözüm Terapisi

Ben kendi kendimin sevgi dolu ana babasıyım. Sevgi ve onaylama ile kuşatılmış haldeyim. Kendimi olduğum gibi göstermem iyi ve güvenli, "tehlikesiz" bir şeydir.

AŞIRI TERLEME

Duygusal Nedenleri

Ağlayamamanın getirdiği sonuç olarak vücudun içindeki problemi dışarıya atması.

Çözüm Terapisi

Hayatın tüm dönemlerinde dengeli ve huzurluyum. Bedenimi seviyorum. Yaşamayı seviyorum.

TİTREME

Duygusal Nedenleri

İsteklerin, cezalandırılma korkusu ile bastırılması,

Zihinsel olarak içe çekilme, büzülme,

Geri çekilme, bir kenara çekilme arzusu, yalnız kalma isteği.

Çözüm Terapisi

Her an emin ellerde ve güvenlik içindeyim. Sevgi beni kuşatıyor ve koruyor. Her şey yolunda. Sorunların çözümleri vardır.

TÜKÜRÜK BEZLERİ

Duygusal Nedenleri

Zehirli bir şey yedim korkusu.

Çözüm Terapisi

Bu durum genelde bir şüpheye dayalıdır. O nedenle şüpheli olduğunuz durumu netleştirmek gerekir.

U

UYUZ

Duygusal Nedenleri

Hastalıklı düşünme biçimi

Aynı durumun içinde dönüp durma

Çabalamanın boşa gittiği hissi

Başkalarının yükü altında ezilmek

Canınızı sıkmalarına izin verme

Çözüm Terapisi

Kendi hayatıma dönüyorum

Kendi kendimin efendisiyim

Herkesi ben kurtaramam

UÇUK

Duygusal Nedenleri

Karamsarlık,

Dile getirilmemiş şikâyetler,

Cinsel tatminsizlik.

İstediğimi elde etmek için yalvarmam gerek.

Çözüm Terapisi

Benim yaradılış amacım ve anlayışım sevgidir. Cinsellik normal ve doğaldır. Cinselliğimi ve bedenimi seviyorum.

UYKUSUZLUK

Duygusal Nedenleri

Derin suçluluk duygusu

Tehlikelere karşı hassasiyet

Gecikmişlik duygusu

Yaşam sürecine güvenmeme

Çözüm Terapisi

Günü sevgiyle geride bırakıyorum ve yarının kendi başının çaresine bakacağını bilerek huzur dolu bir uykuya dalıyorum.

Ü

ÜLSER

Duygusal Nedenleri

Bir şeylerle baş edememenin yetersizliği,

Bir durumun kişiyi yiyip bitirmesi.

Çözüm Terapisi

Kendimi seviyor, beğeniyor ve onaylıyorum. Kendimle barış içindeyim. Ben harikayım. Hayat benimle anlaşma ve uyum içinde. Her gün, her an yeniyi özümsüyorum. Her şey yolunda.

ÜŞÜME

Duygusal Nedenleri

İnsan sıcaklığından yoksun hissetme,

Bütünleşememe duygusu

Çözüm Terapisi

Yanınızdaki insanlara sarılın. Bu sarılma ile hem bedeninizdeki oksitosini uyarmış ve güveninizi artırmış, hem de içinizdeki sıcaklığı tekrar yakalamış olursunuz. Ayrıca spor yaparak da vücut ısısının artırılacağını bilmek gerekir. Daha hareketli bir yaşam ısıyı dengelemeye yardımcı olacaktır. Ayrıca insanın kendini stressiz bir yaşama alıştırması da önemlidir. Düzenli beslenmeyi de bu terapiye dahil ettiğinizde sorun ortadan kalkacaktır.

V

VİTİLİGO

Duygusal Nedenleri

Karşı cins tarafından reddedilme duygusu

Aile ortamında sevgisizlik

Sinirli olma hali

Kendini kabul edilemez bulmak

Çözüm Terapisi

Hayatın tam merkezindeyim. Herkese ve her şeye sevgiyle bağlıyım.

VARİS

Duygusal Nedenleri

Kendini ağır yük altında ezilmiş hissetmek,

Hayatla inatlaşmak,

Kararlarının sonucunu hayata atmak,

Haklı çıkmak için inat etmek.

Çözüm Terapisi

Kaldıramayacağım yük yok, biliyorum. Hayatla kavgayı bırakıyorum. Herkes haklı olabilir.

VERTİGO

Duygusal Nedenleri

Düzeni yitirme korkusu,

Kişinin duymak ve görmek istemediği olaylara maruz kalması,

Alışkanlıklarına yönelik kaybetme korkusu,

Değişen koşullara adapte olamamak ve yeni koşullara uyum sağlamak için adım atmaya cesaret edememek.

Çözüm Terapisi

Alışkanlıklarım ve şartlar değişebilir. Düzen içinde olanlara uyumlanıyorum. Düzenin değişimi olması gerektiği gibi şekilleniyor. Sakince hayata adapte oluyorum.

HİKAYE: SAVAŞÇININ KİLOLARI

Dünyada anne olmak kadar güzel bir şey olabilir mi? Ben, hayat veren bu duyguyu on sene önce tattım. Kızım doğduğunda geldiğinde dünyalar benim olmuştu. Şimdi aynı sevincin arifesindeyim yine. Karnımdaki mutluluk tam altı haftalık... Ancak başım çok dönüyor. Durduramıyorum. Bazen düşecek gibi oluyorum. Hekime başvurdum, "Vertigo" dedi. Nedenini bilmiyorum, ancak kafamdaki dönmeyi bir türlü durduramıyorum.

Her güzelin bir kusuru olurmuş. Karnımdaki yavru büyüdükçe ben de şişmanlıyorum tabii. On sene önce kızımın dünyaya gelmesinden hemen sonra bu kilolarla mücadeleye başlamıştım. Yeme krizlerimin ardından parmağımı delercesine boğazıma sokup kusmaya çalışırdım. Kantarın topuzunu mu kaçırdım ne? "Bulimia" olduğumu söyledi doktor. Ne kadar da aptalmışım. Ancak ne yazık ki şu an yine aynı hislerle boğuşuyorum. Yine gebeyim ve kilo alacağımdan çok endişe ediyorum. Yine kilolar ve yine kilo vermek için çabalamalar. Kısacası, kilolarımı düşünmekten bebeğimin gelmesine sevinemiyorum. Zorla kurduğum bu dengeyi kaybetmekten korkuyorum.

Şimdi aynı şeyi yapmayacağım. Aynı cahil kız değilim. Birkaç aya kalmadan deli gibi kilo alacağımı biliyorum. Mücadele edeceğim düzgünce. Kararlıyım. Kazanan ben olacağım. Dişe diş, kana kan... Ayna karşısında kendine bakmaktan utanan ve yalnızca on bir yaşında olmasına rağmen kalori hesapları içinde boğulan kızımı da kurtaracağım. Ben bir savaşçıyım ve bu savaşı kazanacağım. Tabii başım dönmezse...

Not: Kendi hikâyenize benzer izler bulacağınız bu hikâyenin sonunu da açık bıraktık. Alacağınız kararlar, atacağınız adımlar ve yaşayacağınız serüven, kendi hikâyenizin sonunu yazacaktır.

Y

YUMURTALIK PROBLEMLERİ

Duygusal Nedenleri

Yalnızlık duygusu,

Sevilme ve saygı görme arzusu,

Cinsel olarak kendini yetersiz hissetmek.

Çözüm Terapisi

Dişiliğimi seviyorum. Kendime olan saygım ile kendimle bir bütünüm.

YUTKUNMA SORUNU

Duygusal Nedenleri

Yapılanları yutamamak

Hazmedememek

Çözüm Terapisi

Size yapılan hangi davranışı affedemiyorsunuz? Gevşemeye ve affetmeye çalışın. Affedenlerin şefkatinin dünyayı çok daha güzel bir yer haline getirdiğini unutmayın.

YARALANMALAR

Duygusal Nedenleri

Suçluluk duygusu ile kendini cezalandırılma,
Kendine duyulan öfke.

Çözüm Terapisi

Değerliyim. Kendimi seviyorum. Ailem beni seviyor. Güvendeyim.

YANIKLAR

Duygusal Nedeni
Kızgınlık

Çözüm Terapisi

O sıralarda hayatınızda ne oluyorsa ve neye kızdıysanız bunu ifade edin.

Z

ZATÜRREE

Duygusal Nedenleri

Duygusal acıları uzun zamandır çekmek,

Umutsuzluk,

Hayata karşı yorgunluk.

Çözüm Terapisi

Yeni düşünceleri kabul ediyorum. Bu an, yeni bir an.

ZONA

Duygusal Nedenleri

İsteklerin gerçekleşmemesine duyulan öfke,

Hayatı kontrol etmeye çalışıp edememenin çaresizliği.

Çözüm Terapisi

Dinginim ve huzurluyum çünkü hayatın akışına güveni-
yorum.

SON SÖZ: GEÇ KALINDIĞINDA

Doğada her şey çok dengede aslında. Bu dengenin dışına çıkarak ona aykırı hareket etmeye başladığımızda sorunlarla karşılaşıyor, özümüzle çelişiyoruz.

"Şifa" diyerek başladığımız bu yolculukta duygudan kaynaklı "olası" tüm hastalıkları sebepleriyle gördük. Altında yatan olası nedenleri de bir bir ele alıp çözüm yollarını gösterdik. Sevgiden inanca, anne karnından atalarımıza kadar uzandık ve bize nelerin sirayet edebileceğiyle birlikte nelerin önüne geçebileceğimize tek tek işaret ettik. Her şeye rağmen kimsenin elinde sihirli bir değnek yok. Psikolojinin felsefeden ayrılıp kendi ayakları üzerinde duran bir bilim olması yaklaşık yüz elli yıllık bir süreç. Fakat tıp bilimi MÖ 3.000'li yıllara dayanıyor ve çözüme giden yolda her zamankinden daha ileride. Tıpta, son yüz yılda dünyada ve Türkiye'de hiç olmadığı kadar ilerleme sağlandı. Ancak buna rağmen şeytan en çok sağlık sektörü üzerinde oyunlar oynuyor. Bu da demek oluyor ki küresel bir fırtınanın tam ortasında en büyük savaş silahına dönüşen gıda ve sağlık sektörü de umut beslenecek bir yer olmaktan ciddi anlamda çıkmaya başladı.

Bugün doktorlar, hastalarına verdikleri ilaçların etkisini kişinin psikolojik dengesi düzelene kadar tam göremezken, öncelikle hastanın psikolojisinin düzelmesi için hayatına dair önerilerde bulunuyorlar çünkü kişi ancak yaşadığı sıkıntılar düzeldiğinde ilaçlara daha iyi cevap veriyor. Duygusal sebeplerin önüne geçilemeyip hastalanan bir kişi için geç olmuş demektir. Bu kişinin kendini tıp bilimine emanet etmemesi mümkün olabilir mi? Tıbbın ve psikolojinin ortak kazançlarının birlikte kullanılmasıyla ortaya çıkacak harikalara şaşırmamak lazım. Bu yüzden hastalığın her aşamasında ümidi korumak gerek. Büyük Hekim İbni Sina'nın deyişiyle, sağlığını kaybetmiş bir insanın psikolojisinin kötü olması, ruh sağlığı bozuk bir insanın da sağlığının düzgün olması çok zor. Bugünkü gelişmeler ışığında insan ömrünün son 50 yılda 50-60'lı yaşlardan 80-90'lı yaşlara uzamasını (teknoloji ve psikolojiyi de eklersek) hiç şüphesiz tıp bilimine borçluyuz. Bu yüzden hastalıklar sizi bulmuş olsa bile inancınızı kalbinize yerleştirin ve kendinizi şeytana hizmet etmeyen, inandığınız ve emin olduğunuz Türk hekimlerine emanet edin. Tabii bir de ruh sağlığı uzmanlarına...

ÇÖZÜM TERAPİLERİ HAKKINDA

Geç olsun veya olmasın, ortada bir duygusal problem, yani psikolojik bir sıkıntı varsa bunun bir de çözüm terapisi vardır. "Çözüm terapisi" kelimesini bir sağlık uygulaması ifadesi olarak değil, sihirli bir duygu iksirinin cümlelere dökülmüş hali olarak kullanıyoruz. Aslında yukarıda verdiğimiz çözüm terapileri cümleleri, bozulan duygu durumunun düzelmesine karşılık kendi kendinize uygulayabileceğiniz en önemli silahtır. Her hastalığın sonunda ele aldığımız çözüm terapileri kendinizi anlamanıza, zihninizi uygun yönde çalıştırarak duygu durumunuzu düzeltmenize yardım eder. Doğru kullanıldığında etkili olacak bu çözüm cümlelerini normal bir ifadeyle anlamanız ve hayatınıza uygulamanız tek başına yeterli olmayabilir çünkü bilincin ve psikolojinizin çalışma prensibine göre bazen o sözler sizde bir şey ifade etmeyebilir. Ama sorun psikolojik ise ve duygusal sorunlar da yerine oturuyorsa, çözüm bu gibi olumlama cümleleriyle başlayabilir. Tek başınıza gösterdiğiniz çaba yetmediğinde "uzman desteğiyle" devam edebilirsiniz. Hastalık üzerindeki duygusal sebeplerden biri veya birkaçı doğru ise çözüm terapisi cümleleri doğru anlaşılıp kullanıldığında duygusal sebepleri ortadan kaldırmanıza yardımcı olabilir. Hatta duygusal sıkıntılarınızın hastalığı ortaya çıkaracak kadar ileri gittiği düşünülürse, duygu durumu düzeldiğinde belli başlı hastalık belirtilerinde dahi düzelme gözlemlenebilir. Fakat yine de hastalığın kendisi ortaya çıktıktan sonra soruna doktorunuzun kontrolünde yaklaşmak zorundasınız. Bu kitapta sık sık "şifa" dememizin en öncelikli nedeni, hasta olmadan önce, kişinin duygu durumunun bozulmasıyla ortaya çıkabilecek sağlık sorunlarına daha ortaya çıkmadan engel olmaktır.

Bu kitapta verdiklerimiz bu konudaki araştırmaların en kapsamlısı olup üzerinde çalışılmaya devam edilen konulardır. Evvelce de belirttiğimiz gibi, adını koyamadığınız her duygu durumu ve hastalığın neticesinde mutlaka bir uzmana başvurarak hareket etmek gerekir.

Hastalıkların Duygusal Sebeplerini Oluşturan Travmalardan Kurtulmak İçin Küçücük Bir Uygulama

Buraya kadar okuduklarınızla artık neyin neye sebep olduğunu çok iyi biliyorsunuz. "Hastalıklarımın duygusal nedenleri hissettiklerimle örtüşüyor ama okuyup anladıklarımın yanında başka ne yapabilirim?" dediğiniz yerde bir de bu çalışmayı deneyin. Çözüm, aslında o an yaşayıp da hapsettiğimiz, açığa çıkmayan ve bugüne kadar taşımak zorunda kaldığımız duygunun açığa çıkmasında yatar. Söylemek isteyip de söyleyebilir hale gelmemizde, ifade edebilmemizde yatar. O en kuytu köşede kalmış ve birlikte adını koyduğumuz travmayla yüzleşme vakti geldi. Bu çalışma, doktorunuza veya bizlere başvurmadan önce uygulayabileceğiniz etkili bir çalışmadır. " geç olmadan" bu uygulamayı mutlaka izleyin.

Şimdi hazırsanız videolu uygulama için telefonunuzun kamerasına bu karekodu okutun.

ŞİFA

KAMP ATEŞİ UYGULAMA VİDEOSU

Hazırsanız videolu uygulama için telefonunuzun kamerasına bu karekodu okutun!

KAYNAKÇA

* Aytaç Necdet, Muhsin Akbaba, Hakan Demirhindi, B. Elçin Yoldaşcan, Ferdi Tanır, Ertan Kara, Ersin Nazlıcan, Temel Halk Sağlığı. Akademisyen Yayınları, Ankara.

* Ballenger, James, and David Nutt. Anxiety Disorders: Generalized Anxiety Disorder, Obsessive – Compulsive Disorder and Post – Traumatic Stress Disorder. Oxford: Blackwell Publishing, 2003.

* Basmajian, John V. Biofeedback: Principles and Practices for Clinicians. Canada: Williams & Wilkins, 1989.

* Braunwald Eugene, Anthony S. Fauci, Dennis L. Kasper, McGraw-Hill, Stephen L. Hauser, Richard M. Stone, Dan L. Longo, J. Larry JamesonHarrison's Principles of Internal Medicine McGraw-Hill, 2001.

* Coffey, M.D, and Edward C. The Clinical Science of Electroconvulsive Therapy. Washington: American Psychiatric Press, 2005.

* Dökmen, Üstün. İletişim Çatışmaları ve Empati. İstanbul: Sistem Yayıncılık, 2008.

* Guyton Arthur, John E Hall. Guyton ve Hall Tıbbi Fizyoloji. Çevirmen: Zeynep Solakoğlu Berrak. Nobel Tıp Kitapevi.

* Hay, Louise L. Tüm Hastalıkların Zihinsel Nedenleri ve İyileşmenizi Sağlayacak Düşünce Modelleri. Çeviri Semra Ayanbaşı. Akaşa Yayınları, 2011.

* İbn-i Haldun. Mukaddime. Hazırlayan Profesör Doktor Süleyman Uludağ. İstanbul: Dergâh Yayınları, 2004.

* Köroğlu, Ertuğrul. DSM – 4 – TR. Tanı Ölçüler. Amerikan Psikiyatri Birliği, Washington D.C and London, England, 2000.

* Mansfield, Ph.D, Philip. Extending EMDR A Casebook of Innovative Applications. New York, 1998.

* McCleary, Larry. The Brain Trust Program. New York, 2007.

* Oğuz, Metanet. Hastalıkların Duygusal Sebepleri, Mental Tedavi. Hayat Yayınları İstanbul, 2017.

- Öktem, Öget. Davranışsal Nörofizyolojiye Giriş. Nobel Tıp Kitapevi, 2006.

- Scott C. Sherman, MD Simon. Ortopedik Aciller. Çeviri: Prof. Dr. Nihat Tosun, Prof. Dr. Metin Doğan, Doç. Dr. Şervan Gökhan, Akademisyen Kitapevi, Ankara.

- Songar, Ayhan. Tanaltay, Suna. Uğur, Müfit. Her Yaşta Ruh Sağlığı. Tercüman Aile ve Kültür Kitaplığı, İstanbul.

- Tarhan, Nevzat. Duyguların Dili. İstanbul: Timaş Yayınları, 2006.

- T. Bouchard, 'Genes, Environment, and Personality', Blackwell, 1999.

- E. O. Wilson, On Human Nature, Harvard University Press, 1978.

- W. J. Freeman, How Brains Make up Their Minds, Weidenfeld and Nicolson, 1999.

- A. Caspi, J. McClay, T. Moffitt, J. M,ll 'Role of Genotype in the Cycle of Violence in Maltread Children' Science 2002.

- A. J. Bennett, K.P. Lesch, A. Heils, J. C. Long, J. G. Lorenz, S. J. Suorni, 'Early Experience and Serotonin Transporter Gene Variation Interact to Influence Primate CNS Function', Molecular Psychiatry, 2002.

- J. R. Harris, 'Where is the Child's Development', Psychological Review, 1995.

- B. J. Ellis ve J: Garber, 'Psychosocial Antecedents of Variation' Pubertal Timin: Maternal Depression, Stepfather Presence and Marital and Family Stress, 2000.

- Dr. Bruce H. Lipton, İnancın Biyolojisi, Kuraldışı Yayınları.

- Mark Wolynn, Seninle Başlamadı, Sola Unitas Yayınları.

- Dr. Thomas Verny, John Kelly, Doğmamış Çocuğun Gizli Yaşamı, Kuraldışı Yayınları.

- D. O. Hebb, The Organization of Behavior: A Neuropsychological Theory, Wiley.

- P. Waelti, A. Dickinson ve W. Schultz, Dopamine Responses Comply With Basic Assumptions of Formal Learning Theory, Nature 2001.

- M. Ridley, Gen Çeviktir, Boğaziçi Üniversitesi Yayınları.
- Alice Miller, Beden Asla Yalan Söylemez, Okuyanus Yayınları.
- Brandon Bays, Yolculuk, Kuraldışı Yayınları
- M. Dç Deepak Chopra. Molecules of Emotions.
- Cüceloğlu, Doğan. İnsan ve Davranışı, Remzi Kitabevi.
- Murphy, Joseph. Bilinçaltının Gücü, Koridor Yayıncılık.
- Salih, Aidin. Gerçek Tıp, Yitik Şifa Yayınevi
- www.tuik.org.tr
- İbni Sina, Kitabü'ş Şifa.
- İbni Sina, El-Kanun fi't- Tıb.